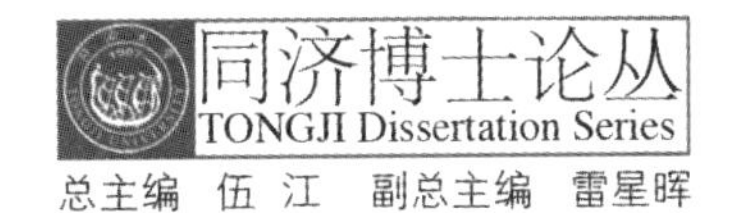

总主编 伍 江 副总主编 雷星晖

李 昂 汪世龙 著

层状双氢氧化物作为DNA疫苗载体实验机理研究

Investigate the Mechanism of Layered Double Hydroxides as DNA Vaccine

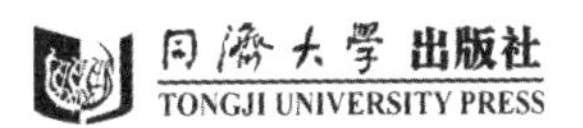

内容提要

本书围绕LDH作为疫苗载体这一主轴，从实际应用评价和相关的分子机制全方位开展研究，选取最能促进树突状细胞成熟的最适纳米粒径和镁铝比例的LDH作为DNA疫苗的载体，合成LDH/DNA疫苗复合物，以小鼠黑色素瘤胃动物模型，通过体内外一系列相关实验，评价此复合DNA疫苗的免疫效果，为新型疫苗载体的开发提供理论依据和前期探索。

图书在版编目(CIP)数据

层状双氢氧化物作为DNA疫苗载体实验机理研究 / 李昂，汪世龙著. —上海：同济大学出版社，2017.5
(同济博士论丛 / 伍江主编)
ISBN 978-7-5608-6972-8

Ⅰ. ①层… Ⅱ. ①李… ②汪… Ⅲ. ①疫苗—研究 Ⅳ. ①R979.9

中国版本图书馆CIP数据核字(2017)第093376号

层状双氢氧化物作为DNA疫苗载体实验机理研究

李　昂　汪世龙　著

出 品 人　华春荣　　责任编辑　陈红梅　熊磊丽
责任校对　徐逢乔　　封面设计　陈益平

出版发行　同济大学出版社　　www.tongjipress.com.cn
(地址：上海市四平路1239号　邮编：200092　电话：021-65985622)
经　　销　全国各地新华书店
排版制作　南京展望文化发展有限公司
印　　刷　浙江广育爱多印务有限公司
开　　本　787 mm×1092 mm　1/16
印　　张　9.75
字　　数　195 000
版　　次　2017年5月第1版　　2017年5月第1次印刷
书　　号　ISBN 978-7-5608-6972-8

定　　价　49.00元

“同济博士论丛”编写领导小组

袁万城　莫天伟　夏四清　顾　明　顾祥林　钱梦騄
徐　政　徐　鉴　徐立鸿　徐亚伟　凌建明　高乃云
郭忠印　唐子来　阎耀保　黄一如　黄宏伟　黄茂松
戚正武　彭正龙　葛耀君　董德存　蒋昌俊　韩传峰
童小华　曾国荪　楼梦麟　路秉杰　蔡永洁　蔡克峰
薛　雷　霍佳震

秘书组成员： 谢永生　赵泽毓　熊磊丽　胡晗欣　卢元姗　蒋卓文

总 序

在同济大学110周年华诞之际，喜闻“同济博士论丛”将正式出版发行，倍感欣慰。记得在100周年校庆时，我曾以《百年同济，大学对社会的承诺》为题作了演讲，如今看到付梓的“同济博士论丛”，我想这就是大学对社会承诺的一种体现。这110部学术著作不仅包含了同济大学近10年100多位优秀博士研究生的学术科研成果，也展现了同济大学围绕国家战略开展学科建设、发展自我特色，向建设世界一流大学的目标迈出的坚实步伐。

坐落于东海之滨的同济大学，历经110年历史风云，承古续今、汇聚东西，秉持“与祖国同行、以科教济世”的理念，发扬自强不息、追求卓越的精神，在复兴中华的征程中同舟共济、砥砺前行，谱写了一幅幅辉煌壮美的篇章。创校至今，同济大学培养了数十万工作在祖国各条战线上的人才，包括人们常提到的贝时璋、李国豪、裘法祖、吴孟超等一批著名教授。正是这些专家学者培养了一代又一代的博士研究生，薪火相传，将同济大学的科学研究和学科建设一步步推向高峰。

大学有其社会责任，她的社会责任就是融入国家的创新体系之中，成为国家创新战略的实践者。党的十八大以来，以习近平同志为核心的党中央高度重视科技创新，对实施创新驱动发展战略作出一系列重大决策部署。党的十八届五中全会把创新发展作为五大发展理念之首，强调创新是引领发展的第一动力，要求充分发挥科技创新在全面创新中的引领作用。要把创新驱动发展作为国家的优先战略，以科技创新为核心带动全面创新，以体制机制改革激发创新活力，以高效率的创新体系支撑高水平的创新型国家建设。作为人才培养和科技创新的重要平台，大学是国家创新体系的重要组成部分。同济大学理当围绕国家战略目标的实现，作出更大的贡献。

大学的根本任务是培养人才，同济大学走出了一条特色鲜明的道路。无论是本科教育、研究生教育，还是这些年摸索总结出的导师制、人才培养特区，"卓越人才培养"的做法取得了很好的成绩。聚焦创新驱动转型发展战略，同济大学推进科研管理体系改革和重大科研基地平台建设。以贯穿人才培养全过程的一流创新创业教育助力创新驱动发展战略，实现创新创业教育的全覆盖，培养具有一流创新力、组织力和行动力的卓越人才。"同济博士论丛"的出版不仅是对同济大学人才培养成果的集中展示，更将进一步推动同济大学围绕国家战略开展学科建设、发展自我特色、明确大学定位、培养创新人才。

面对新形势、新任务、新挑战，我们必须增强忧患意识，扎根中国大地，朝着建设世界一流大学的目标，深化改革，勠力前行！

万　钢

2017 年 5 月

论丛前言

承古续今，汇聚东西，百年同济秉持“与祖国同行、以科教济世”的理念，注重人才培养、科学研究、社会服务、文化传承创新和国际合作交流，自强不息，追求卓越。特别是近20年来，同济大学坚持把论文写在祖国的大地上，各学科都培养了一大批博士优秀人才，发表了数以千计的学术研究论文。这些论文不但反映了同济大学培养人才能力和学术研究的水平，而且也促进了学科的发展和国家的建设。多年来，我一直希望能有机会将我们同济大学的优秀博士论文集中整理，分类出版，让更多的读者获得分享。值此同济大学110周年校庆之际，在学校的支持下，“同济博士论丛”得以顺利出版。

“同济博士论丛”的出版组织工作启动于2016年9月，计划在同济大学110周年校庆之际出版110部同济大学的优秀博士论文。我们在数千篇博士论文中，聚焦于2005—2016年十多年间的优秀博士学位论文430余篇，经各院系征询，导师和博士积极响应并同意，遴选出近170篇，涵盖了同济的大部分学科：土木工程、城乡规划学(含建筑、风景园林)、海洋科学、交通运输工程、车辆工程、环境科学与工程、数学、材料工程、测绘科学与工程、机械工程、计算机科学与技术、医学、工程管理、哲学等。作为“同济博士论丛”出版工程的开端，在校庆之际首批集中出版110余部，其余也将陆续出版。

博士学位论文是反映博士研究生培养质量的重要方面。同济大学一直将立德树人作为根本任务，把培养高素质人才摆在首位，认真探索全面提高博士研究生质量的有效途径和机制。因此，“同济博士论丛”的出版集中展示同济大学博士研究生培养与科研成果，体现对同济大学学术文化的传承。

"同济博士论丛"作为重要的科研文献资源，系统、全面、具体地反映了同济大学各学科专业前沿领域的科研成果和发展状况。它的出版是扩大传播同济科研成果和学术影响力的重要途径。博士论文的研究对象中不少是"国家自然科学基金"等科研基金资助的项目，具有明确的创新性和学术性，具有极高的学术价值，对我国的经济、文化、社会发展具有一定的理论和实践指导意义。

"同济博士论丛"的出版，将会调动同济广大科研人员的积极性，促进多学科学术交流、加速人才的发掘和人才的成长，有助于提高同济在国内外的竞争力，为实现同济大学扎根中国大地，建设世界一流大学的目标愿景做好基础性工作。

虽然同济已经发展成为一所特色鲜明、具有国际影响力的综合性、研究型大学，但与世界一流大学之间仍然存在着一定差距。"同济博士论丛"所反映的学术水平需要不断提高，同时在很短的时间内编辑出版110余部著作，必然存在一些不足之处，恳请广大学者，特别是有关专家提出批评，为提高同济人才培养质量和同济的学科建设提供宝贵意见。

最后感谢研究生院、出版社以及各院系的协作与支持。希望"同济博士论丛"能持续出版，并借助新媒体以电子书、知识库等多种方式呈现，以期成为展现同济学术成果、服务社会的一个可持续的出版品牌。为继续扎根中国大地，培育卓越英才，建设世界一流大学服务。

伍　江

2017年5月

前言

以树突状细胞(DC)为靶向的疫苗设计是近期研究的热点。将生物材料作为疫苗载体,为解决体内针对树突状细胞的疫苗设计策略,提供了一个很好的潜在方法。可降解的有机多聚物,如聚乳酸、聚乙酯、多聚赖氨酸等,生物材料等在疫苗的开发上取得一定的成效,显示了良好的应用前景。层状双氢氧化物(Layered Double Hydroxide, LDH)纳米材料,由于其独特的片层状结构,在开发纳米复合体系方面表现出了很多优异的性质。其可调节的层间结构,可以使一些不同尺寸大小的蛋白分子、脱氧核糖核酸、病毒、多肽等分子插入层间,形成纳米复合载药体系。插入层间的生物分子,可以被LDH保护来抵御外界物理、化学和生化环境的变化所造成的损伤。而插入层间的客体分子,又可以通过化学变化如改变不同电解质发生的离子交换反应,或者改变溶液的pH值等方法,使客体分子释放出来。另外,LDH纳米材料易于穿越毛细血管和毛细淋巴管,易于被体内细胞摄取,因此,将LDH纳米材料作为疫苗载体,理论上优势明显,具有进一步研究的价值。

本书紧密围绕LDH作为疫苗载体这一主轴,从实际应用评价和相关的分子机制全方位展开研究。我们首先分别用化学沉淀法和水热法合成不同镁铝比例和不同纳米粒径的LDH，并对这些不同镁铝比例和不同纳米粒径的LDH的物理和化学特性进行表征，在此基础上深入研究这些LDH对树突状细胞的功能影响和相关的分子机制。通过上述研究，我们选取最能促进树突状细胞成熟的最适纳米粒径和镁铝比例的LDH作为DNA疫苗的载体，合成LDH/DNA疫苗复合物，以小鼠黑色素瘤为动物模型，通过体内外一系列相关实验，评价此复合DNA疫苗的免疫效果。为新型疫苗载体的开发提供理论依据和前期探索。

本书主要研究内容和结论如下：

(1) 通过化学沉淀法合成了纳米粒径在60 nm左右的不同比例(Mg/Al=1∶1、2∶1、3∶1，分别记为R1、R2和R3)的LDH纳米材料，通过和小鼠的原代树突状细胞共育，我们发现，小鼠原代细胞吞噬不同镁铝比例的LDH效率相同，共育2 h后的吞噬率为62%左右。但是只有R1对树突状细胞有明显的促成熟效应，能上调共刺激分子的表达和促进细胞因子IL-12和TNF-α的分泌。此外，R1还可以促进树突状细胞的趋化效应。在探讨机制时我们发现，R1可以上调核转录因子NF-κB的表达，抑制NF-κB的活性可以减少R1对树突状细胞的促成熟效应。

(2) 通过水热法合成纳米粒径分别为15～25 nm、50～60 nm和100～120 nm的R1(Mg/Al=1∶1)。在小鼠原代DC的吞噬试验中我们发现，粒径越小吞噬效率越高。在对树突状细胞细胞功能影响方面，15～25 nm的R1对树突状细胞促成熟效应比50～60 nm和100 nm的R1强，反映在上调共刺激分子的表达和促细胞因子IL-12和TNF-α的分泌上，均是15～25 nm的R1比50～60 nm和100 nm的R1高。此外，粒径小的R1对促进树突状细胞的趋化效应方面也更为明显。同时，15～25 nm的R1对核转录因子NF-κB的上调表达也更为明显。

(3) LDH/DNA纳米复合物的制备和表征实验表明，LDH对DNA的载量较高，所形成的LDH/DNA纳米复合物其表面电位仍然为正电荷，易与细胞接触。酶保护实验显示，LDH对质粒DNA有很好的保护效应，可以免受DNA酶的降解。体外转染实验显示，LDH/DNA复合物对小鼠树突状细胞仍有很好的转染效率。

(4) 以小鼠黑色素瘤为模型的体内免疫实验显示，LDH/DNA纳米复合物免疫组比单纯的DNA疫苗免疫组，更能诱导出特异性体液和细胞免疫应答，LDH可以使免疫反应朝着Th1方向发展。LDH/DNA纳米复合物较之单纯DNA疫苗，更能保护小鼠免受黑色素瘤细胞的攻击，并能有效治疗荷瘤小鼠，抑制肿瘤的生长，延长荷瘤小鼠的生存时间。

目 录

第1章 绪论

1.1 概　述

在疫苗和免疫治疗领域遇到的两个最大的挑战，一是激发机体产生有效的免疫潜能来针对在一般情况下逃避机体免疫系统的慢性疾病；二是在单次疫苗注射后即能激发有效免疫应答的疫苗。最近在疫苗研究领域的策略，主要集中在研发可以有效将抗原运输至树突状细胞(Dendrtic Cell, DC)的载体。树突状细胞是非常有效的抗原提呈细胞，在激发 T 细胞介导的免疫反应中起关键作用。树突状细胞在内吞抗原后，经过胞内的加工处理，同时遵循抗原提呈的内源或外源性抗原提呈途径，将抗原肽和 MHC-Ⅰ类分子或者 MHC-Ⅱ类分子结合提呈至细胞表面，最后使 $CD4^+$ T 细胞或者 $CD8^+$ T 细胞活化。所以，发展以树突状细胞为靶向的疫苗递送系统，在疫苗的开发和利用上具有无限的潜力。[1-4]

目前为止，以树突状细胞为靶向目标而设计的疫苗分为体外(ex vivo)和体内(in vivo)两种策略。体外的策略包括：在体外先将树突状细胞搭载抗原肽，转染带有抗原表达基因的表达载体，或者将树突状细胞和肿瘤细胞进行融合。[5-7]也可以在体外对树突状细胞进行刺激，提高树突状细胞的成熟度，接着再将这些处理过的树突状细胞回输至动物或人体内，达到增强特异性免疫，预防和治疗疾病的效果。体内策略包括：将抗原和特异性识别树突状细胞表面分子的抗体融合，将所制备的融合蛋白免疫动物，或者将抗原表达基因和DC表面受体结合的配体表达基因共同重组于质粒或者病毒的表达载体内，因此基因疫苗免疫动物。但是总的来说，无论是体内还是体外策略都存在明显的弱点。对于体外策略，虽然树突状细胞的靶向性较高，树突状细胞在体外也确实可以进一步成熟，有利于其输入体内后可以发挥刺激T淋巴细胞活化的效应，但是整个处理过程非常复杂，费用较高。另外体外处理过程中容易发生细菌的污染，这对于将此树突状细胞再次回输入体内存在潜在的感染风险。对于体内策略，由于不管是蛋白疫苗还是基因疫苗在体内运输时，都存在被降解和无法有效突破体内屏障而被免疫细胞有效摄取的瓶颈。[8-11]

生物材料药物载体为解决体内策略提供了一个很好的潜在方法。可用于药物递送的载体，常用的有脂质体、多聚合物的微球、有机纳米颗粒，等等。可降解的有机多聚物，如聚乳酸、聚乙酯、多聚赖氨酸，等等，是常用的材料。[12,13]有些材料对pH值和离子强度敏感，这些材料通常在被树突状细胞或者巨噬细胞内吞后，由于胞内pH环境和离子环境的改变，会在胞内降解。另外，有些材料可以实现自我组装，这些材料可以搭载DNA和蛋白。DNA和蛋白类疫苗搭载于这些生物材料内，可以受到这些生物材料的保护，免受体内存在的大量DNA酶和蛋白酶的降解。当它被免疫细胞内吞后，会在胞内降解，释放出DNA或者蛋白。DNA可以在胞内表达出相应的蛋白后，遵循内源性提呈途径与MHC-Ⅰ分子结合，从而刺激$CD8^+$ T细胞的活化。而蛋白在胞内降解后遵循外源性提呈途径可与MHC-Ⅱ类分子结合，最终刺激$CD4^+$ T细胞的活化。而且越来越多的研究表明，有些生物材料本身就具有佐剂样的效应,可以直接刺激树突状细胞的活化,增强树突状细胞的成熟度,从而可以增强免疫反应。这些生物材料除了携带抗原性 DNA 或者蛋白外,还可携带可以识别树突状细胞表面受体的特异性抗体和相应的配体,从而完成靶向性定位。[14,15]

1.2 以生物材料作为疫苗载体的特性

1.2.1 生物材料作为抗原运输载体

以生物材料作为抗原的输送载体实际上已经研究了将近 20 年,但是将其改造成能够以树突状细胞为靶向的抗原输送载体是近年发展起来的研究热点。[16,17]近来研发的这些生物材料都致力于能够延长其在体内的半衰期,增加其被树突状细胞有效摄取的机会。抗原物质被包裹在生物材料内部,可以在被树突状细胞摄取前抵御体内蛋白酶和核算酶的降解。在被树突状细胞处理、提呈抗原前生物材料载体要能够被树突状细胞有效摄取。未成熟的树突状细胞有很强的对外源性物质的摄取能力。它既可以直接吞噬坏死和凋亡的细胞,也可通过表面受体介导完成对带有相应配体抗原的吞噬和内吞。已有研究报道,树突状细胞可以对脂质体和有机多聚物完成内吞。[18-20]其对这些生物材料吞噬效率与材料本身特性有关,比如材料的大小、表面电位等等。能被树突状细胞有效摄取对作为抗原载体非常重要。对于蛋白抗原,直径在 1～5 μm 时比可溶性蛋白抗原更能被树突状细胞摄取。内吞通常发生于可溶性物质和直径小于 50 nm 的物质。[21,22]而吞噬通常是指对那些直径大于 500 nm 的物质完成的内吞。目前常用于抗原载体的 PLGA,可以携带蛋白和核酸类抗原,而它所形成的颗粒均可以被树突状细胞通过吞噬作用而有效内吞。[23-26]利用树突状细胞表面表达的凝集素样受体(lectinlike receptor)，可以将凝集素搭载于生物材料载体的表面，从而使树突状细胞可以更加高效、特异地对生物材料载体进行吞噬。完成对抗原物质的吞噬后，树突状细胞就要对内吞的抗原进行加工处理和提呈。[27,28]对这些抗原的处理可以通过内源性途径、外源性途径或者交叉途径进行。通常外源性物质内吞后所形成的内体很快就会和溶酶体融合，内体内的抗原或者生物材料在各种酶以及酸性物质作用下会迅速降解。在溶酶体内降解产生的多肽会最终和MHC-Ⅱ类分子结合而遵循外源性抗原提呈途径。[29]为了使外源吞噬的抗原也能通过内源性抗原提呈途径，Murthy等给生物材料载体上带有可酸降解的巯基，当此种材料被吞进内体后会破坏内体，使抗原物质释放至胞质内，从而可以进入溶胶体内，在内织网内和MHC-Ⅰ类分子结合。因此对生物材料的改造和处理可以控制抗原在运输、吞噬以及提呈各个环节，从而达到调控免疫应答的目的。[30,31]

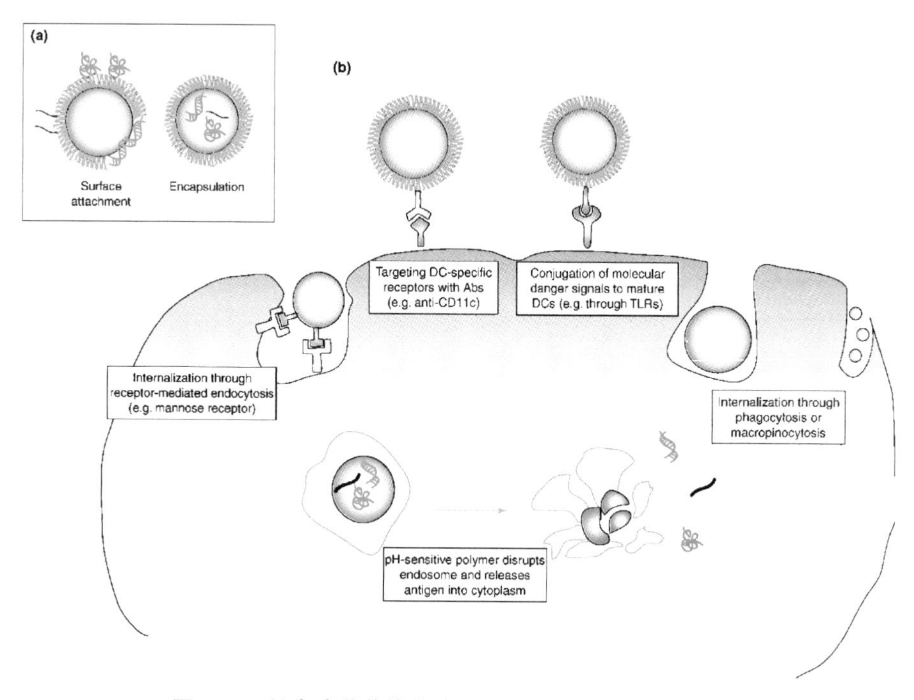

图1-1 纳米疫苗载体的输送和与树突状细胞相互作用

1.2.2 生物材料可以作为佐剂

不管是蛋白、多肽还是DNA本身都不能有效地激活树突状细胞，而增强相应的免疫应答。所以在免疫机体时通常要用到佐剂。[32]佐剂的功能主要体现在它可以刺激固有免疫应答系统，激活专职抗原提呈细胞(APC)，从而可以诱导出长效的特异性免疫应答。以磷酸铝和氢氧化铝为疫苗的佐剂被美国FDA认可以来已经使用了六十多年。[33]铝佐剂能增强机体免疫反应目前认为主要是它可以使抗原沉积在细胞表面，有利于细胞对抗原的吞噬，它也可以激活补体系统。虽然它被证明是安全的，但是在诱导特异性抗体和细胞免疫方面效果仍然偏弱。[34]近年来又有一些可以直接刺激APC的佐剂正在临床前实验。这些佐剂包括脂多糖(LPS)和细菌CpGDNA。这些佐剂都被称为“危险信号”，它们可以直接和表达于树突状细胞表面的Toll样受体结合。这些佐剂和Toll样受体结合后可以促进树突状细胞的成熟。它直接的反应就是上调表达树突状细胞表面的共刺激分子，如CD80、CD86、MHC分子等。同时也促进树突状细胞分子分泌炎性细胞因子，如IL-6和肿瘤坏死因子(TNF-α)。[35]然而尽管这些佐剂在动物体内被证明有效，但仍表现出了一定的毒副作用，如可以导致免疫功能亢进、感染性休克等，所以不是应用于临床的理想佐剂。其他类型的佐剂如MF59和QS-21，虽然在欧洲已经被允许部分进入临床应用，但是仍然存在安全性方面的担忧。因此发展既安全又有效的新一代佐剂是现在疫苗研究领域的热点。[36]

目前正在研究的一些生物材料尤其具有疏水基团的材料体现了天然的佐剂效应。Hunter等[37,38]在研究有机聚合物的佐剂效应时发现，这些有机聚合物的佐剂效应的强弱与聚合物中疏水基团的大小有关。虽然这些聚合物佐剂效应的机理还不是很清楚，但是它们很有可能与

Toll样受体(TLR)以及补体系统等有直接或间接的关系。[39,40]现在研究生物材料的佐剂效应大都集中在其对树突状细胞的作用上。虽然未成熟的树突状细胞可以有效摄取外源性物质，但是要想激发有效的免疫应答必须依赖成熟的树突状细胞。体外实验显示，将PLGA和多聚赖氨酸作用于树突状细胞，可以上调树突状细胞表面CD80，CD86和CD40的表达。[38,41]促进其成熟的机制不是很清楚，但很可能和树突状细胞表面的TLR有关。比如和TLR4结合的配体结构中都含有疏水基团。另外疏水基团也存在于核酸中。而单链和双链的RNA就可以结合TLR7和TLR3。[42-44]肺的表面活性蛋白(SP-A，SP-D)也具有疏水基团。由此，Seong and Matzinger推测疏水基团的存在是TLR配体可以激活树突状细胞的关键。[45]根据这个推测，多聚物中的疏水基团可以与树突状细胞表面的TLR直接结合并且促进树突状细胞的活化是完全有可能的。所以在设计疫苗载体时，考虑材料的疏水性是有必要的。[46]

体内实验表明，单纯用可以激活树突状细胞的生物材料作为载体不能充分激发相应的免疫反应。所以有必要联合其他的佐剂。[47] Van Broekhoven等在用脂质体作为抗原载体时发现，只有在搭载抗原的同时再联合LPS或者干扰素(IFN-g)才能诱导有效的抗肿瘤免疫应答效应。也有研究同时搭载从沙门菌中提取的脂多肽于脂质体上时可以诱导有效免疫反应。其他的方法也可以将这些佐剂吸附于生物材料的表面。吸附于表面的优势是增加了材料的疏水性，避免了载体在运输途中被降解。[48,49]这当中对PEG的研究最多，通过对PEG的修饰可以使其搭载多种生物分子。生物材料的佐剂效应使其作为疫苗佐剂又增加了优势，但是对于它可以促进树突状细胞成熟和活化的分子机制需要进一步研究。要阐明材料的疏水性是否在其中起决定性作用，这些生物材料发挥佐剂效应是否通过树突状细胞表面TLR来完成。[50-53]

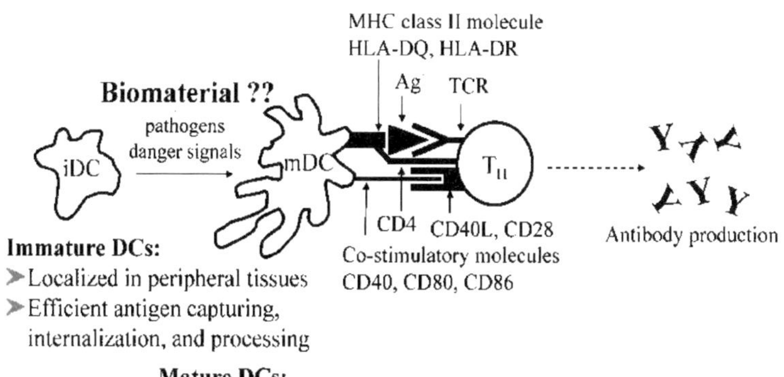

图 1-2 生物材料刺激树突状细胞测成熟

1.2.3 在体内对树突状细胞的靶向递送

在生物材料作为疫苗载体可以保护疫苗不被降解，并且可以促进树突状细胞活化的优势突出后，还有一个关键性问题需要解决，那就是我们需要将抗原载体输送至外周组织中的树突状细胞还是淋巴结中的树突状细胞。目前大部分研发中的疫苗载体大都针对外周组织中的树突状细胞，比如皮肤中的朗格汉斯细胞，疫苗载体材料被这些不成熟的树突状细胞摄取后可以迁移至相应的淋巴结，同时促进 T 细胞的活化。[54]现在的问题是，通常组织中的树突状细胞数量较少，如何使搭载抗原的生物材料最大限度到达树突状细胞表面并被摄取是疫苗载体研制的挑战。为了增加疫苗载体对树突状细胞的靶向效应，有学者把针对树突状细胞表面受体 Dec205 的单克隆抗体搭载于材料微球表面，结果显示，它可以使树突状细胞对抗原载体的吞噬率比未搭载抗体的高出近三倍。相似的研究也显示，同时将 Dec205 的单克隆抗体和 CD11c 的单克隆抗体搭载于脂质体上可以明显提高树突状细胞对脂质体的吞噬效应。另外，外周组织树突状细胞在向淋巴结迁移的过程中有可能诱导了机体对所提呈抗原的耐受。为解决这个问题，Wang等设计的多聚材料被树突状细胞吞噬后可以不在胞内降解，直到吞噬后24 h，此生物材料才被降解，而此时树突状细胞早已迁移至淋巴结内，降低了诱导耐受的可能。

早期的理论认为，存在于淋巴结中的树突状细胞大都是成熟的树突状细胞，它们对外源性物质的吞噬效应较差。因此对材料的设计还是针对外周组织的树突状细胞为主。[55,56]但近来的观点认为，淋巴结中所存在的大量树突状细胞有相当一部分仍是未成熟的树突状细胞。而且存在于淋巴结中的树突状细胞数量较多，淋巴结中的未成熟树突状细胞在吞噬抗原后，即刻能提呈给淋巴结中的T淋巴细胞，促进活化，不存在在迁移过程中诱导免疫耐受的情况。[57-60]因此能够靶向输送至淋巴结中树突状细胞的疫苗载体是今后研究的方向。要想靶向进入淋巴结中，这就要求此生物材料在皮下或者皮内注射后可以穿透淋巴管间隙到达引流淋巴结。[61]因此材料的大小是影响其是否能够有效通过淋巴管间隙到达淋巴结的关键。[62-64]研究发现，当材料颗粒小于40 nm时，可以有效透过淋巴管间隙。[65]如果将有机聚合物制成粒径小于20 nm左右的纳米颗粒时，皮内注射，这些纳米颗粒可以很快到达引流淋巴结中，并且可以在其中滞留至少120 h。[66,67]而且更为可喜的是，这些纳米颗粒可以被淋巴结中的树突状细胞有效甚至特异性地摄取，而不需要另加可与树突状细胞特异性结合的配体。

尽管用生物材料作为疫苗载体已经研究了很多年，但是近来研究发现的具有佐剂样效应的生物材料，以及可以搭载其他靶向性分子增强对树突状细胞的靶向性输送才真正凸显出以生物材料作为疫苗载体的优势。另外，纳米材料的出现为疫苗载体可以穿透淋巴间隙到达引流淋巴结提供了很好的研究方向。但是要将以生物材料为载体的疫苗走向临床应用还有很长的路要走。今后研究方向是要将材料本身的改造和对

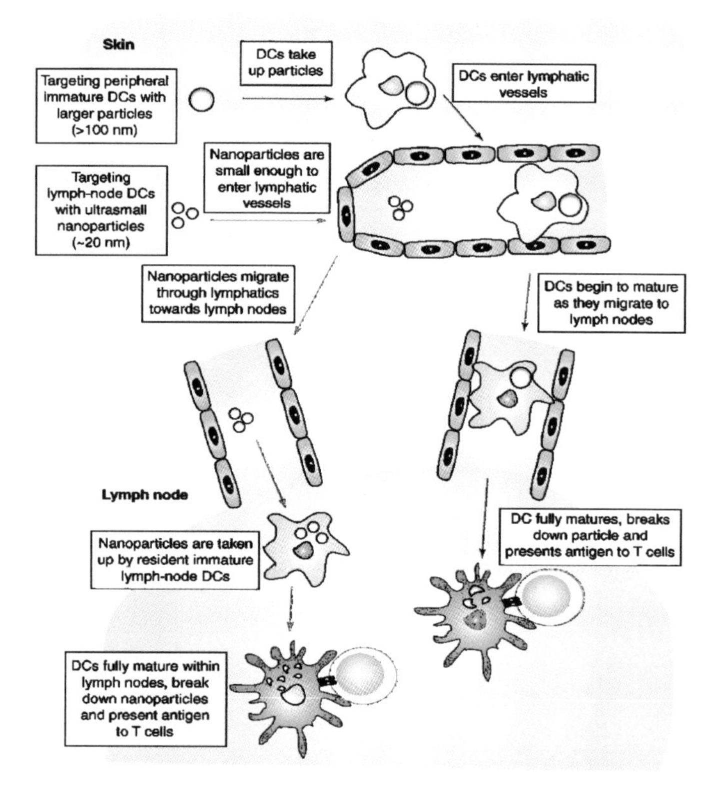

图 1-3 生物纳米材料可以靶向定位淋巴结中的树突状细胞

其与生物分子之间相互作用的机理作深入研究，为研制出安全、有效的疫苗载体奠定理论和实践基础。

1.3 几种作为疫苗载体生物材料的特性

1.3.1 以碳纳米管作为疫苗载体

树突细胞是最有效的抗原呈递细胞，并在有效免疫反应的启动中发挥中心作用。因为细胞吞噬作用可能是 CNT 进入细胞的主要机制，所以 Yang 等[68]假设静脉内应用 CNT 能被抗原呈递细胞摄取。通过鼠尾静脉注射 DNA 功能化的 CNT 后，在脾脏的树突细胞内可以观察到 CNT 的存在。通过鼠尾静脉注射 CD80siRNA+SWCNTs+复合物可以显著减少 CD11c+的树突状细胞和 CD11b+的巨噬细胞表面 CD80 分子的表达，表明 CD80 siRNA+SWCNTs+复合物不但能被肿瘤相关性 Gr-1+CD11b+的树突状细胞摄取，而且可以产生特异性的 RNA 干扰作用；同时 siRNA+SWCNTs+复合物并不影响树突状细胞的表型和形态，表明 siRNA+SWCNTs+复合物不影响树突状细胞的分化和功能，这就为 RNA 技术在肿瘤免疫治疗中的应用提供了理论基础。静脉应用 SOCS1 细胞因子信号 1 抑制因子（Suppressor of Cytokine Signaling 1，SOCS1）siRNA+SWNTs+可以特异性地干扰 SOCS1 的表达，从而增强树突细胞的抗原呈递功能继而延缓肿瘤的生长。疫苗因为 CNT 具有较高的长径比，能提供较大的表面积，具有较大的生物分子结合能力，所以被认为是多肽抗原的理想载体。人工合成的口蹄疫病毒抗原通过一段肽链连接于 CNT 后，仍可以保留其抗原性和免疫原性，通过酶联免疫吸附试验，可以明确结合于 CNT 的肽保留了其原有的结构特点并能为特定的抗体识别；Bianco 等[69]将上述口蹄疫病毒抗原-肽链-CNT 复合物接种小鼠，并与病毒单独接种比较，发现复合物可以增强相应抗体的产生，并且抗体是病毒抗原特异性的，并不与连接肽和 CNT 反应。同时发现要将病毒抗原共价连接于 CNT 才能产生高滴度的抗体，将抗原与 CNT 简单相混并不能刺激产生高滴度的抗体。更为重要的是 CNT 本身并不刺激产生抗体，即 CNT 没有抗原性，与蛋白质载体比较避免了反复应用可能导致的抗原表位抑制。

1.3.2 以脂质体作为疫苗载体

研究人员发现，免疫脂质体具有比抗体本身更强的免疫原性，特别是隐形免疫脂质体，由于其体内循环时间长，具有很强的激发免疫反应的能力。Singh 等[70]利用耦联 gp41 [一种人体免疫缺损病毒 21 (Human Immunodeficiency Virus 21, HIV21) 膜转运蛋白] 抗原决定簇的隐形脂质体在家兔体内成功诱导了免疫反应,抗体滴度可持续 12 个月保持在 1∶30 000 以上。脂质体还有可能改变疫苗只能通过注射给药的现状。Mishra 等[71]将乙肝表面抗原(HBsAg) 包封于脂质体中,Balb/c 小鼠体内免疫试验显示,透皮给药的 HBsAg 脂质体与肌肉注射的 HBsAg 产生 IgG 的滴度相当($P<0.005$)。

1.3.3 以 PLGA 微球作为疫苗载体

疫苗载体 PLGA 的制备方法有多种,常用的有复乳(W/O/W)-溶剂挥发法和乳化-喷雾干燥法。复乳-溶剂挥发法制备疫苗微球的研究较多,主要集中在制备工艺对疫苗结构和功能稳定性、微球的理化特性、药物释放等方面的影响。PLGA RG756 疫苗微球单次皮下注射,可在 7 个月内保持高水平的抗体应答。[72] Shi 等[73]研究表明,用乙肝疫苗的 PLGA 微球与铝佐剂的混合物单次接种可获得与乙肝铝佐剂常规疫苗接种 2 次相同或更佳的免疫效果。吴晓蓉等[74]制备了乙肝表面抗原(HBsAg)的 PELA 缓释微球疫苗,以肌注常规疫苗为对照,对小鼠进行免疫试验。结果表明,皮下注射单剂微球疫苗后第 14 周,小鼠血清 IgG 滴度即可达对照组相当的水平。表明皮下注射单剂微球疫苗可诱导产生与常规疫苗多剂注射相同的免疫效果。疫苗微球除可注射接种诱导系统免疫外,还用于黏膜免疫,其中最有希望的是经鼻腔和口服给药诱导免疫。Vajdy 等[75]认为 PLGA 微球增强鼻腔免疫有效性的可能机理是: ① 保护抗原不被降解;② 使抗原浓集于黏膜某一部位,便于摄取;③ 延长抗原的体内停留时间;④ 靶向特异性抗原摄取部位。

微球作为口服免疫佐剂的机理与之相似: ① 维持抗原在消化道内的稳定性;② 将抗原靶向至能诱导产生 IgA 的部位。PLGA 微球可经小肠上皮淋巴集结——派伊尔结(Peyer's patch)上的M细胞摄取后转运到不同的淋巴组织，诱导免疫应答。PLGA和PCL微球，经鼻腔或口服给药后均诱导出持续稳定的血清抗原特异性抗体应答，抗体水平在9～10周内达到峰值。[76]疫苗微球不仅能诱导高水平的体液免疫应答，而且能诱导较强的细胞免疫应答，因而在病毒性感染、肿瘤等疾病的防治方面有良好的发展前景。Audran等[77]通过测定干扰素-γ的产生情况，证实疫苗微球比可溶性抗原更易引发巨噬细胞和树突细胞的吞噬并呈递给T细胞，继而诱导细胞免疫应答。疫苗微球的免疫佐剂活性还可通过与其他佐剂合用增强。O'Hagan等[78]研究表明，与MF59合用，艾滋病病毒HIV-1 gp120、p24gag的PLGA微球的免疫佐剂活性大大增强。

1.3.4　以海藻酸盐微球作为疫苗载体

海藻酸钠微球的制备一般采用乳化$(W/O)_2$离子交联法，通过海藻酸钠与钙离子、锌离子等多价阳离子发生可逆交联，生成不溶性的海藻酸钙。也可直接把海藻酸钠溶液以滴入或雾化的方式加至$CaCl_2$溶液中交联，但所得微球的粒径较大，分布不均匀。Wang等[79]采用乳化$(W/O)_2$离子交联法制备了DNA疫苗海藻酸钠微球。油相为芸苔油，乳化剂为脱水山梨醇三油酸酯(司盘85)，交联剂为0.5% $CaCl_2$和0.05% $ZnCl_2$混合溶液，0.2%聚L2赖氨酸溶液进一步固化。粒径为5～10 μm。海藻酸盐微球对蛋白疫苗以及DNA疫苗有很好的保护效应。并且能有效刺激树突状细胞活化。Mittal[80-82]等发现，以海藻酸钠微球为载体的DNA疫苗能明显刺激机体产生有效免疫应答，对DNA疫苗也有明显的保护效应和缓释效应，对免疫动物起到很好的保护作用。

1.3.5 以壳聚糖作为疫苗载体

壳聚糖是天然多糖中带正电荷的高分子物质，具有良好的生物降解性和生物相容性，广泛用作崩解剂、控释制剂的组成成分、结肠给药系统、微球或微囊的载体材料、吸收促进剂、生物黏附材料等。近年来，壳聚糖在生物大分子药物如多肽、蛋白质、DNA 等给药系统中的应用研究成为热点。壳聚糖可以制成鼻腔给药疫苗制剂。鼻腔免疫是一种较有前景的非侵入性疫苗接种途径，但单独接种易导致免疫耐受(immunologic tolerance)。已有研究表明疫苗与壳聚糖合用进行鼻腔接种，能有效诱导高水平的血清 IgG 和黏膜 IgA 抗体应答。[83-85]

壳聚糖增强疫苗鼻腔接种免疫应答的机理可能是：

(1) 降低了鼻腔正常生理活动对疫苗制剂的清除速率。普通粉末或溶液剂在鼻腔中的清除半衰期为 15～20 min，抗原极可能未被摄取就被清除，因而不能有效诱导免疫应答。鼻黏膜表面黏液中富含唾液酸，生理条件下带负电荷，壳聚糖能与之产生较强的静电作用，黏附于鼻黏膜表面，延长药物的停留时间。Soane 等[86]研究表明，对照溶液在羊鼻腔的清除半衰期为 15 min，而壳聚糖溶液及其微球的清除半衰期分别为 43 min 和 115 min。

(2) 壳聚糖具有较强的吸收促进作用，能增加抗原呈递细胞对疫苗的摄取。[87]壳聚糖 2-位碳上连接的带正电荷的氨基作用于细胞间紧密连接处的带负电区域，使 F-肌动蛋白丝结构改变，短暂打开紧密连接，增加疫苗通过细胞旁转运的量。McNeela 等[83]研究表明，白喉毒素的交叉反应抗原(CRM197)鼻腔接种的免疫原性很低，与壳聚糖粉末混合后再接种，免疫原性大大增强，可在诱导高水平的抗原特异性 IgG、分泌型 IgA 和毒素中和抗体的同时，诱导 T 细胞免疫应答。Illum 等[84]认为，粉末状壳聚糖比溶液形式更能增加鼻腔对疫苗的摄取量，含壳聚糖的CRM197粉末可比等剂量含壳聚糖的CRM197溶液剂诱导更高水平的血清IgG和黏膜IgA应答。此外，壳聚糖可与带负电荷的DNA形成纳米粒，用于DNA疫苗的递送。Kumar等[85]以鼻腔接种壳聚糖-DNA纳米球预防呼吸道合胞体病毒（RSV）引起的支气管炎，结果表明单次接种即可诱导相应蛋白的表达，且诱导产生的抗RSV特异性IgG、鼻腔IgA、细胞毒性T淋巴细胞、肺和脾细胞中的干扰素-γ的水平显著高于对照组。

1.4 层状双金属氢氧化物

1.4.1 LDH的基本结构

LDH具有由类水镁石正八面体通过共用边二维伸展构成层状结构。[88,89]类水镁石层中由于三价金属离子同晶置换部分二价金属离子而带有剩余正电荷，这种由晶体结构本身产生的电荷称为结构正电荷。层间通道中存在阴离子以平衡片层所带的剩余正电荷。LDH的结构示意图如图1-1所示，化学组成通式为：$[M_{1-x}{}^{2+}M_{x}{}^{3+}(OH)^{2}][A_{x/n}]\cdot mH_2O$，其中$M^{2+}$和$M^{3+}$分别是二价和三价金属阳离子，位于主体层板上，$A^{n-}$为层间阴离子；$x$为$M^{3+}/(M^{2+}+M^{3+})$摩尔比值；$m$为层间水分子的个数。[90]这种材料是由相互平行的层板组成，位于层板上的二价金属阳离子M^{2+}可以在一定的比例范围内被离子半径相近的三价金属阳离子M^{3+}同晶取代，使得层板带永久正电荷；层间具有可交换的阴离子以维持电荷平衡。通过离子交换可在LDH层间嵌入不同的基团，制备许多功能材料，在吸附、催化、医药、电化学、光学、农药和军工材料等领域展现出了广阔的应用前景。因而近年来LDH材料的制备研究得到了广泛地关注。LDH的制备方法有许多种，较为成熟的LDH合成方法主要有共沉淀法(coprecipitation)、离子交换法(ion exchange)、煅烧-重构法(calcination reconstruction)、水热(hydrothermal)合成法和溶胶-凝胶(sol-gel)合成法等。[91-96]

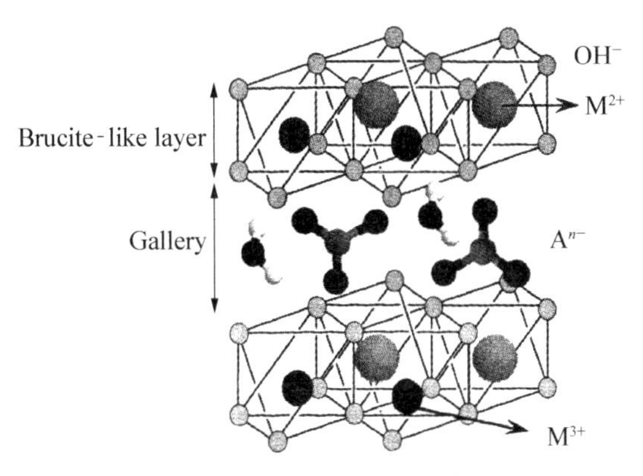

图1-4 层状双氢氧化物的基本结构

1.4.2 LDH的性质

(1) 层板化学组成的可调控性

LDH层板组成中M^{2+}和M^{3+}可用其他价态相同、半径相近的金属离子代替,形成新的层状化合物。还可改变M^{2+}和M^{3+}的比例,来调节层板化学组成,进而调节结构电荷密度。

(2) 层间阴离子种类及数量的可调控性

层板化学组成的可调控性,即可调节层板M^{2+}和M^{3+}的种类和比例,来调控层板电荷密度,进而可实现对层间阴离子数量的调控。LDH层间阴离子具有可交换性,交换前后只是客体阴离子和层间距发生了变化,主体层板的组成和结构保持不变。由于层间阴离子与主体层板之间为弱相互作用,因此可将各种功能阴离子如无机和有机阴离子、同多和杂多阴离子以及配合物阴离子等通过离子交换法插入LDH层间,使其具有不同的应用性能。[97,98]

(3) 晶粒尺寸及分布的可调控性

根据晶体学理论，调变LDH成核时的浓度、温度，可以控制晶体的成核速度。调变LDH晶化时的时间、浓度、温度，可以控制晶体的生长速度。因此LDH的晶粒尺寸及其分布可以在较宽的范围内进行调控。

(4) 碱性

LDH的层板上含碱性位，[99]所以具有碱催化和吸附酸的能力。LDH一般呈现出弱的碱性，而其焙烧后产物LDO碱性则增强。LDH作为碱催化剂主要被用于两大类反应：烯烃氧化物聚合与醇醛缩合反应。[100-102]

(5) 热稳定性

LDH加热分解，热分解过程包括脱除层间水，脱除层间阴离子，层板羟基脱水和新相生成等步骤。以碳酸根型LDH为例，在空气氛围中加热低于200℃时，仅失去层间水，对其结构没有影响；当加热250℃～450℃时继续发生层间水，并且发生羟基脱水反应，同时伴有层间碳酸根的分解：加热到450℃～550℃时脱水比较完全，大部分碳酸根转变为二氧化碳，生成镁铝双金属氧化物，此时，比表面积增加，孔体积增大且形成酸碱中心。

(6) 记忆效应

一定温度下LDH焙烧后得样品LDO，将LDO加入到含有某种阴离子的溶液介质中，其结构可以恢复到原有的有序层状结构。一般地，焙烧温度在500℃以内，结构可以恢复。以Mg/Al-LDH为例，温度在500℃以内的焙烧产物接触到水以后，其结构可恢复到有序层状结构；当焙烧温度在600℃以上时生成具有尖晶石结构的产物，结构无法恢复。

(7) 比表面积和孔结构

LDH比表面积随焙烧温度的变化而变化，在一定焙烧温度下达最大值。一般认为,LDH比表面积的这种变化趋势与其微孔的产生有关。未经焙烧的样品具有较多的大孔,但孔数量不多,故比表面积较小。经一定温度焙烧后,由于羟基和碳酸根离子脱除,微孔数量急剧增加,比表面积随之增大。

1.5 LDH在生物医药中的应用

1.5.1 LDH自身作为药物的应用

目前,LDH作为治疗胃病如胃炎、胃溃疡和十二指肠溃疡等常见疾病的特效药,[103]正在迅速取代第一代氢氧化铝类传统抗酸药。研究证明,通过改进LDH的阴离子组成,得到一些含磷酸盐阴离子的LDH,它们作为抗酸药,继承了传统抗酸药的优点,并且可以避免导致软骨病和磷缺乏综合征的副作用的发生。

1.5.2 LDH作为药物载体的应用

追求药物在使用过程中的治疗效果最大化同时不良反应最小化的需求一直是医药领域一项重要的研究课题。LDH纳米复合载药材料,具有生物利用度高、不良反应小、释放半衰期适当等特点,[103]不仅可提高药品的安全性、有效性、可靠性,还可解决其他制剂给药可能遇到的问题,如药物稳定性差或溶解度小、吸收差或生物不稳定(酶,pH值等)、治疗指数低和细胞屏障等问题,具有广泛的应用价值。目前,Mg-Al-CO_3 LDH在医药领域已成功用于治疗胃病如胃炎、胃溃疡、十二指肠溃疡等常见疾病。利用LDH通过中和反应调节胃液pH值,使其缓冲范围达到pH 3~5,有效抑制了胃蛋白酶的活性,药效显著且持久。LDH作为抗酸药,正在迅速替代第一代氢氧化铝类传统抗酸药。

LDH 作为药物载体主要有以下作用：

(1) 降低药物的毒副作用

一些抗炎镇痛类药物，其抗炎、镇痛和解热作用都很好，临床应用极为广泛。但此类药物有较强的胃肠反应，活动性胃肠出血或活动性消化道溃疡患者不宜服用，选择合适的药物缓释载体是降低此类药物毒副作用的行之有效的方法之一。

Ambrosi 等[104]利用离子交换法将消炎药布洛芬插入 LDH 层间，形成布洛芬/LDH 杂化物，载药量为 50%，并在磷酸缓冲液中初步验证了药物缓释效果。释放结果表明杂化物具有一定的缓释性能。Li 等[105]采用共沉淀法制备了消炎药物芬布芬插层的 LDH 杂化物，研究发现，溶液的 pH 值对杂化物的结构有显著影响，芬布芬在层间由低 pH 值时的单层排布转换为高 pH 值时的双层排布。释放结果表明杂化物具有明显的缓释效果。Khan 等人[106]合成了一系列治疗心血管疾病的药物和消炎药与 LDH 的杂化物，发现药物分子不仅能被完整地从层间释放出来，而且发现药物在 LDH 层间的插层行为是可逆的，可以作为新型可调控的药物载体通过调节 pH 值来控制其释放速率，使其在胃肠道中可控释放，可减小其毒副作用而提高药效，这对那些对胃肠道有很大刺激性的药物特别有意义。

(2) 提高药物的溶解度

在众多药物中，难溶性药物的溶解度较小的缺点一直制约着其临床应用，针对难溶性药物的新型载药体系的研发成为医药研究领域的重要课题。药物的溶解性决定了药物在人体内的释放、吸收以及生物利用度，提高药物的溶解度在药物的临床应用方面起到极其重要的作用。Ambrosi 等人应用 LDH 来提高水溶性较差的消炎药物如酮洛芬和茹甲薪的生物有效性，这些药物通过离子交换法被插入到 LDH 的片层间，然后以分子形式释放出来，其化学稳定性长达4年之久。Tyner等人[107]通过阴离子表面活性剂修饰药物分子的表面性质，将一种非离子性、水溶性较差的药物喜树碱插入到LDH片层间，研究发现插层后喜树碱的溶解度提高了3倍。

(3) 增强药物的稳定性

生物分子通过带负电荷的官能团与带正电荷的LDH片层键合形成稳定的中性插层杂化物，LDH作为“分子容器”可以有效提高生物分子的稳定性，减小生物分子与带负电荷的细胞膜之间的静电排斥作用，加快生物分子向细胞内的传递过程。Fudala等[108]将氨基酸分子嵌入ZnAl-LDH层间，研究表明，该杂化物能保持氨基酸分子的结构稳定性。Choy等[109]将生物大分子如DNA、ATP和核苷酸通过离子交换法插入LDH片层中。研究发现，插层后DNA分子具有较好的热稳定性(300℃)和化学稳定性(pH=4)。甲氨蝶呤(MTX)插入LDH片层后，静电相互作用大大增强了其稳定性，相同药物浓度下，MTX/LDH杂化物的药效约为MTX药物本身的5 000倍。[110]

氨基酸具有旋光性，其左旋物与右旋物的性质往往有很大的差别，但旋光异构体易发生外消旋化，这对氨基酸的贮存和运输造成困难。Wei等[111]基于LDH的结构特点，将L型酪氨酸(L-Tyr)插入LDH层间形成L-Tyr/LDH杂化物，LDH作为“分子容器”明显提高了L-Tyr型氨基酸的热稳定性和光学稳定性。

(4) 增强药物的靶向性

在临床治疗疾病的过程中往往需要提高药物的靶向性，以期最大限度地提高药物作用目标的针对性，进一步提高药效，同时使药物的不良反应降至最低。因此对靶向给药系统(Targeted drug delivery system)的研究已经成为现代药剂学的重要内容。靶向给药体系指药物与载体结合或被载体包裹能将药物直接定位于靶区，或给药后药物集中于靶区,使靶区药物浓度高于正常组织的给药体系。在各种靶向制剂中,磁性制剂属第四代靶向给药系统。[112]该剂型的特点是把药物与适当的磁性成分配置在给药系统中,在足够强的外磁场引导下,渐渐地把载体定向于靶位,使其所含药物得到定位释放,集中在病变部位发挥作用,从而得到高效、速效、低毒的新型制剂。孙辉等[113]以尖晶石型镁铁氧体为磁性粒子,ZnAl - LDH 为药物载体,分别以卡托普利和 5 -氨基水杨酸为客体药物分子,采用直接共沉淀法组装得到磁性卡托普利插层双金属氢氧(Cpl - LDH/$MgFe_2O_4$)和磁性 5 -氨基水杨酸插层双金属氢氧化物(5 - ASA - LDH/$MgFe_2O_4$),并对其结构和磁学性能进行了考察。

1.5.3 LDH 作为生物大分子载体的应用

基因疗法就是通过体外基因重组技术将外源基因导入人体适当的受体细胞中,使外源基因的产物(即蛋白质)在体内得以表达,从而治疗人类疾病的一种方法。为了将外源基因有效地引入到细胞内,寻找转染率高、靶向性强、安全性好的基因载体已成为基因治疗研究中的重点和难点。非病毒载体因其安全性、简单性、能携带较大的 DNA 分子、能靶向转染特定的受体细胞,在基因疗法中有着巨大的潜在应用价值。其主要缺点是转染率比较低。LDH 以其独特的结构和性能,有效地克服了非病毒载体的不足,它的无机层状结构可以为客体生物分子提供有序空间并可以很好地保护它们,更因为其生物相容性好, LDH 已成为一类重要的基因载体。生物大分子可以通过插层、重构和柱撑等(图 1 - 5)反应过程与 LDH 进行整合。

Choy 等[114]采用离子交换法把 ATP 插入 LDH 片层中,发现所得的杂化料可以提高生物分子的细胞摄取率。相同条件下,ATP/LDH 对 HL - 60 细胞转染率为 ATP 本身的 24 倍。

Kwak 等[115]通过离子交换法合成了反义寡核苷酸 As-myc/LDH

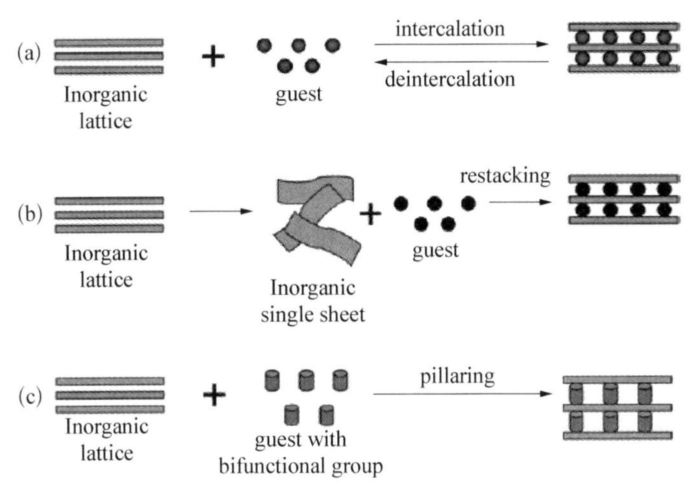

图1-5 生物分子整合到LDH层间的过程[114]

杂化物静电作用大大提高了该杂化物的稳定性，有效防止As-myc降解。同时，电性有利于As-myc通过内吞作用转染入细胞内。结果表明，该杂化物细胞活抑制率达65%，远大于As-myc本身的9%。通常情况下采用离子交换法合成DNA/LDH杂化物，而Leroux等[102]采用共沉淀法合成了DNA/MgGa-LDH纳米杂化物，利用此方法可以将较长片段DNA甚至DNA质粒插入LDH层间。

1.6 细胞摄取LDH载药复合体系的机理

Choy等[116]用FITC标记LDH后与细胞共培养孵育不同时间后，加入参与细胞膜穿透的抑制因子、洗涤、固定，加入参与细胞内吞途径的蛋白因子clathrin、caveolin-1、eps15、dynamin、Tf的抗体，再与结合分子探针的二抗共孵育，经过染色后通过免疫荧光显微镜和激光共聚焦显微镜观察分析，LDH位于CHC、eps15和发动蛋白中，这些因子和蛋白是网格蛋白所介导的细胞内吞途径的标志物，因此可以确定载药体系所参与的是网格蛋白所介导的细胞内吞途径。在这篇报道中作者也表明了载药体系 MTX - LDH 比单纯药物进入细胞内的量高出接近 20 倍,这是因为载药体系 MTX - LDH 通过网格蛋白所介导的细胞内吞途径进入细胞,跟单纯药物相比,只是改变了其进入细胞内的途径。[114] LDH 纳米载药体系进入细胞的过程大致如下:首先当 Drug - LDH 靠近细胞表面,通过网格蛋白所介导的细胞内吞途径进入细胞内部,前期细胞内含体包裹着 Drug - LDH 在细胞内传输,后期在细胞内含体中,酸性环境下 LDH 开始逐渐降解,接着在溶酶体的作用下,药物逐渐被释放出来,最后没有被降解的 LDH 通过胞吐作用离开细胞,整个过程如图 1 - 6 所示。

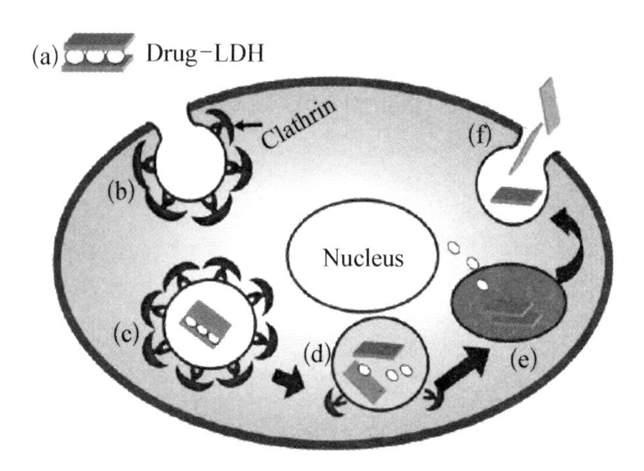

图 1 - 6　网格蛋白所介导的细胞内吞途径

最近的研究表明,不同粒径的纳米 LDH 不仅影响细胞吞噬率也影响着纳米粒子进入细胞的途径,通过制备不同粒径大小的 LDH 纳米粒子(50 nm、100 nm、200 nm 和 350 nm),发现它们的细胞吞噬率随着粒径的增大逐渐减少,在粒径范围为 50～200 nm 时,LDH 是选择网格蛋白所介导的细胞内吞途径进入细胞内的。并且,LDH 作为药物载体来说最好的粒径范围为 100～200 nm。

1.7 研究的目的和主要内容

1.7.1 课题来源

本课题由国家自然科学基金“抗 HIV-1 多肽抑制剂/层状双氢氧化的研究”，上海市纳米专项“多肽药物/层状无机物纳米复合载药体系研究”和国家 863 纳米重大项目的资助。

1.7.2 研究目的和主要内容

层状双氢氧化物(LDH)是一类具有阴离子可交换性质的阴离子型黏土，已被广泛用于插层反应前体，并被视为一类新型的药物分子的输运载体。[117,118]Choy 等人[119,120]将 ATP、低聚核苷酸以及有机小分子插入到 LDH 中。另外研究表明，药物分子不仅能完整地从层间释放出来，而且层状无机物的片层类似于一个“分子开关”，作为新型可调控的药物载体，其体内分散性好，可通过调节 pH 值来控制其释放速率，在 pH 值为 3～5 的环境中，其释放药物的速率较快，[121,122]这对于在 DC 或巨噬细胞内体或溶酶体的酸性环境中充分释放 DNA 疫苗很有帮助。此外，LDH 还具有较高的 Zeta 电位，平均达+32 mV 左右，这使得其更易于接触细胞表面，从而进入细胞内部，提高对细胞的转染效率。本实验室近两年对 LDH 的研究结果表明，LDH 有着很好的生物相容性，有明显的缓释效应。搭载有抗肿瘤药物鬼臼毒素的 LDH 可以延缓鬼臼在体内的半衰期，更容易进入肿瘤组织内，抗肿瘤效应更加明显。[123,124]

以 LDH 作为药物的载体已经逐渐成为目前研究的热点，本书将讨论不同镁铝比例、不同粒径的 LDH 对树突状细胞的作用并探讨其分子机制，在此基础上，我们将选用最佳镁铝比例和最适粒径的 LDH 作为

DNA疫苗的载体，合成LDH/DNA复合疫苗，观察其体内的免疫效果。

（1）合成一系列不同镁铝比例和不同纳米粒径的LDH，并对其进行表征。通过制备具有叶酸修饰的LDH装载鬼臼毒素的复合体系，进行一系列表征和性质的研究。

（2）体外实验研究不同镁铝比例和不同纳米粒径的LDH对树突状细胞的功能影响和分子机制。体外将不同镁铝比例和不同纳米粒径的LDH和树突状细胞共同作用，通过对表面共刺激分子表达、细胞因子分泌以及趋化效应的检测，综合评价不同镁铝比例和不同纳米粒径的LDH和树突状细胞的生物学影响，同时检测与免疫反应有关的转录因子的表达，从分子水平探明机制。

（3）从动物水平研究LDH/DNA复合疫苗体内免疫效果。将LDH/DNA复合疫苗给小鼠进行免疫，再以小鼠黑色素瘤细胞B16对小鼠进行攻击，通过对小鼠肿瘤的生长情况，体内特异性抗体的生成情况以及抗原特异淋巴细胞增殖和杀伤能力的检测，全面评价LDH/DNA复合疫苗的体内免疫效果。

第2章 不同镁铝比例 LDH 的制备和性质研究

2.1 概　　述

层状无机物纳米复合载药材料，由于其具有生物利用度高、毒副作用小、释放半衰期适当、对 pH 值敏感等特点，[122]它的应用价值越来越受到人们广泛的关注。如上的特性暗示它也可能是疫苗的优良载体。层状无机物的种类繁多，根据主体（层板）和客体（层间物种）间作用力的性质，可将它们划分为两类：第一类层结构由范德华力维持，如：氧化石墨；第二类层结构由静电引力维持，该类化合物层板本身带有电荷，为保持电中性，层间存在抗衡离子，并且这些离子以静电引力与主体层板作用，以维持片层结构。如：层状硅酸盐、层状双氢氧化物、层状磷酸盐、过渡金属二硫化物等。[112]其中，层状双氢氧物（水滑石类）化合物（Layered Double Hydroxide，LDH），又称阴离子黏土，因其良好的安全性、稳定性、生物相容性和生物可降解性，已成为一类重要的药物载体。

LDH 是阴离子型层状化合物，即层状主体构架是由带正电荷的结构单元组成，层间可自由移动的是阴离子或中性分子，用来补偿电荷平衡。化学组成可由如下通式表示：$[M^{2+}_{1-x}M^{3+}_{x}(OH)_2]^{x+}A^{n-}_{x/n}\cdot mH_2O$，简称为 $M^{2+}M^{3+}-A$，其中 M^{2+} 为二价金属阳离子，如 Mg^{2+}、Ca^{2+}、Zn^{2+} 等；M^{3+} 为三价金属阳离子，如 Al^{3+}、Cr^{3+}、Fe^{3+} 等，M^{2+} 和 M^{3+} 阳离子位于主体层板上的八面体空隙。A^{n-} 是带有 n 个负电荷的层间阴离子，如 CO_3^{2-}、NO_3^-、SO_4^{2-}、Cl^- 等阴离子。m 为结晶水量，$x=M^{3+}/(M^{2+}+M^{3+})$ 的摩尔比，通常在 0.16～0.33 范围内变化。这种材料是由相互平行的层板组成，位于层板上的二价金属阳离子 M^{2+} 可以在一定的比例范围内被离子半径相近的三价金属阳离 M^{3+} 同晶取代，使得层板带永久正电荷；层间具有可交换的阴离子以维持电荷平衡。LDH 的层板化学组成可根据应用需要进行调整。在一定范围内调变原料比，层板化学组成则发生变化，进而导致层板化学性质和层板电荷密度等相应变化。早期研究表明，只要 M^{2+} 和 M^{3+} 离子半径尺寸与 Mg^{2+} 相差不大，就能与羟基发生共价键作用，形成类似氢氧化镁的层状结构从而形成 LDH。Be^{2+} 离子半径太小，而 Ba^{2+} 的离子半径则太大，这两种金属离子只能形成其他的结构。[103]组成 LDH 的二价金属离子有 Mg^{2+}、Zn^{2+}、Ni^{2+}、Mn^{2+} 和 Cu^{2+} 等，三价金属离子有 Al^{3+}、Fe^{3+} 和 Cr^{3+} 等。随着 LDH 制备技术的进步及其应用领域的拓宽，LDH 的种类急剧增加。

本章为了后续的 LDH 作为疫苗载体的研究，采用共沉淀法合成不同镁铝比例(Mg/Al)的 LDH 纳米载体，通过分析比较确定疫苗载体的最佳镁铝比例和最适纳米粒径，研究其物理性质，为下一步实验提供原料基础。

2.2 仪器与试剂

2.2.1 仪器

(1) DDHZ－300 多用途台式恒温振荡器(江苏太仓实验设备厂)；

(2) 旋转蒸发器 RE－2000(上海亚荣生化仪器厂)；

(3) S－212 型恒速搅拌器(上海申胜生物有限公司)；

(4) 88－1 型恒温磁力搅拌器(上海志威电器有限公司)；

(5) AL－204 型电子天平；

(6) DZF－6050 型真空干燥箱(上海精宏实验设备有限公司)；

(7) DHG－9140A 型电热恒温鼓风干燥箱(上海精宏实验设备有限公司)；

(8) SHZ－Ⅲ型循环水真空泵(上海亚荣生化仪器厂)；

(9) DELTA－320 型 pH 计(梅特勒-托利仪器有限公司)；

(10) DL－360D 智能超声波清洗器(上海之信仪器有限公司)。

2.2.2 所用试剂

(1) 硝酸镁(上海化学试剂公司 AR)；

(2) 硝酸铝(上海化学试剂公司 AR)；

(3) 氢氧化钠(上海化学试剂公司 AR)；

(4) 高纯氮(上海比欧西气体工业有限公司)；

(5) 1640 培养液(浙江吉诺)；

(6) 小牛血清(浙江吉诺)；

(7) Trypsin－EDTA(浙江吉诺)；

(8) FITC(Sigma 色谱纯)。

2.3 实验方法

2.3.1 不同镁铝比例LDH纳米载体的制备

(1) 镁铝比例为1∶1载体的制备

配制$Mg(NO_3)_2 \cdot 6H_2O$ (0.358 9 g,0.002 7 mol) 和$Al(NO_3)_3 \cdot 9H_2O$ (0.540 1 g,0.001 4 mol)的金属混合盐溶液共90 mL,其中镁铝的摩尔比为1∶1,及1 M NaOH溶液。N_2气氛下,将NaOH溶液加入到剧烈搅拌的金属盐混合溶液中,其间保持体系共沉淀反应温度为40℃,并不断加入NaOH溶液以维持pH=10.00±0.01不变。所得悬浮液反应3 h后,将其放入60℃真空干燥箱陈化,记作样品R1。

(2) 镁铝比例为2∶1载体的制备

配制$Mg(NO_3)_2 \cdot 6H_2O$ (0.692 3 g,0.002 7 mol) 和$Al(NO_3)_3 \cdot 9H_2O$ (0.540 1 g,0.001 4 mol)的金属混合盐溶液共90 mL,其中Mg/Al的摩尔比为2∶1,及1 M NaOH溶液。N_2气氛下,将NaOH溶液加入到剧烈搅拌的金属盐混合溶液中,其间保持体系共沉淀反应温度为40℃,并不断加入NaOH溶液以维持pH=10.00±0.01不变。所得悬浮液反应3 h后,将其放入60℃真空干燥箱陈化,记作样品R2。

(3) 镁铝比例为3∶1载体的制备

配制$Mg(NO_3)_2 \cdot 6H_2O$ (1.076 9g、0.004 2 mol) 和$Al(NO_3)_3 \cdot 9H_2O$ (0.540 1 g、0.001 4 mol)的金属混合盐溶液共90 mL,其中Mg/Al的摩尔比为3∶1及1 M NaOH溶液。N_2气氛下,将NaOH溶液加入到剧烈搅拌的金属盐混合溶液中,其间保持体系共沉淀反

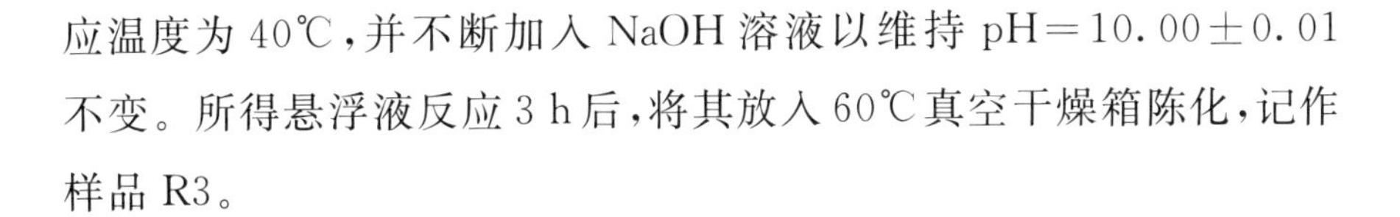
应温度为 40℃，并不断加入 NaOH 溶液以维持 pH＝10.00±0.01 不变。所得悬浮液反应 3 h 后，将其放入 60℃真空干燥箱陈化，记作样品 R3。

2.3.2　LDH 纳米材料透射电镜检测

TEM 分析使用 JEOL 1230 透射电子显微镜，加速电压 200 kV，产物粉末样品经无水乙醇中超声分散后制样，观察其粒径大小和形态。

2.3.3　LDH 纳米材料 XRD 表征

X-射线粉末衍射在 Rigaku D/max-rA X-射线粉末衍射仪上进行，加速电压和电流分别为 40 kV 和 40 mA，扫描速率 6°/min。Cu 靶 (λ＝0.154 060 nm)，石墨单色器。

2.3.4　LDH 纳米材料粒径分布的测定

样品粒径分布的检测使用 LS230 型激光粒度仪，用于纳米材料平均水合粒径和粒径分布的测定，使用稀释的纳米材料水相分散液。

2.3.5　LDH 纳米材料 Zeta 电位的测定

Zeta 电位采用英国 MARLVEN 公司的 Zetasizer 3000HS 进行表征，使用时用稀释的纳米材料水相分散液。

2.3.6　不同镁铝比例 LDH 的细胞毒性检测

细胞毒性测定采用四唑盐比色法（MTT Assay）是 Mosmann[109,110] 1983 年报告的。其作用的基本原理如下：活细胞线粒体中的脱氢酶能够还原黄色的溴化 3-(4,5-二甲基噻唑-2)-2,5-二苯基四氮唑[3 -(4,5 - dimethylthiazol - 2yl)- 2,5 - diphenylterazolium bromide, MTT]为蓝紫色的不溶于水的甲臜(formazan),甲臜的生成量在通常情况下与活细胞数成正比。由于甲臜的多少可通过酶标仪测定其在 490 nm 处的吸收度(OD 值)而得知,因此可根据 OD 值推测出活细胞的数目,了解药物抑制或杀伤肿瘤细胞的能力。

实验时选用 293T 细胞,用含 10%小牛血清的 DMEM(Dulbecco's Modified Eagle Medium)培养液,以 2.0×10^4 个/孔的浓度接种于 96 孔板中,每孔体积 100 μL。所用 MTT (溴化- 3 -(4,5 二甲基噻唑- 2)- 2,5 二苯基四唑)为 Sigma 公司产品。

预培养 24 h 细胞贴壁生长后,每组 3 孔分别加入不同浓度,不同镁铝比例的 LDH 溶液(浓度分别为 10,20,40,80 μg/mL)及空白水溶液对照,培养 24 h 后,每孔加入 MTT 溶液 20 μL,孵育 4 h 后弃去上清液,每孔加入 DMSO 150 μL 终止反应。将培养板水平振荡 30 min,用酶联检测仪在 490 nm 处测定吸收度,按下式计算细胞存活率:细胞存活率% =A490(样品)/A490(对照)×100%。其中,A490(样品)为加入样品后的细胞吸收度;A490(对照)为空白水溶液对照的细胞吸收度。

2.4 结果与讨论

2.4.1 TEM 观察不同镁铝比例 LDH 纳米材料

由图 2-1 的电镜图片可以观察到,用化学沉淀法合成的不同镁铝比例的 LDH 形貌为典型的六边形。LDH 的大小分布也比较均匀,说明不同镁铝比例的 LDH 均可用化学沉淀法合成,不同镁铝比例对所形成的 LDH 的形貌影响不大。

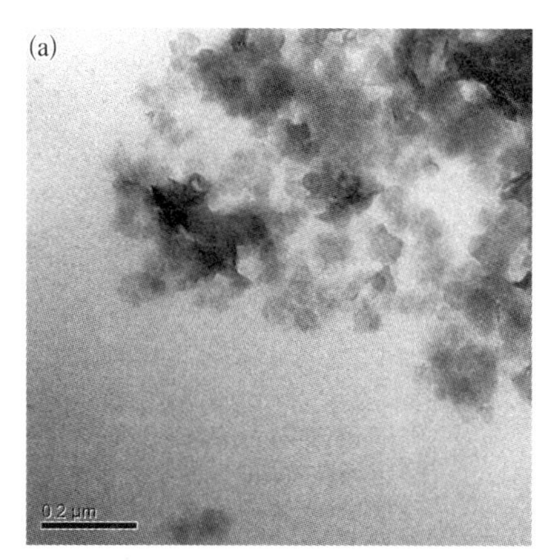

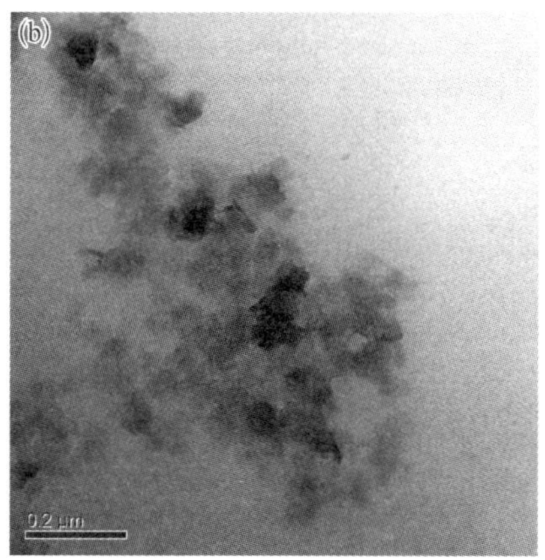

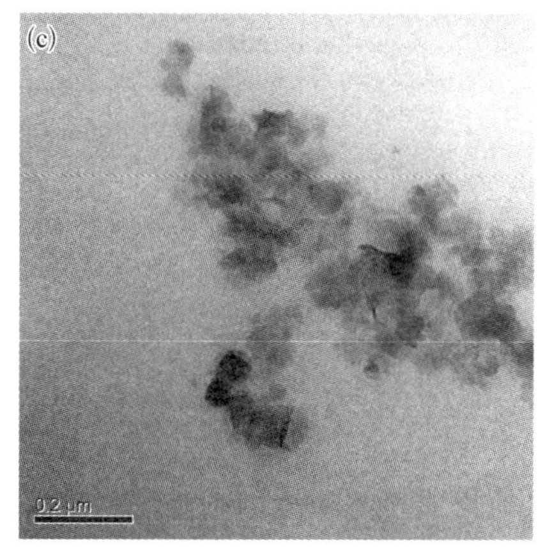

图 2 - 1　LDH 的 TEM 照片

(a) 镁铝比例为 1 ∶ 1；(b) 镁铝比例为 2 ∶ 1；(c) 镁铝比例为 3 ∶ 1

2.4.2　不同镁铝比例 LDH 纳米材料 XRD 检测

图 2 - 2 所示为不同镁铝比例（1 ∶ 1、2 ∶ 1、3 ∶ 1）LDH 的 XRD 图谱，它们都表现出了 Mg/Al - LDH 典型的特征衍射峰，这就意味着它们都具有双氢氧化物的层状结构，在样品 R1 中，我们可以观察到因为其在总金属离子中包含了过量的 Al^{3+}，因此在 18.4°时表现出了 $Al(OH)_3$ 的衍射峰，同时也可以观察到衍射峰（003）和（006）随着从 R1 到 R3 镁铝比例的增大，衍射峰也在向 2θ 角度增大的方向偏移。[105]

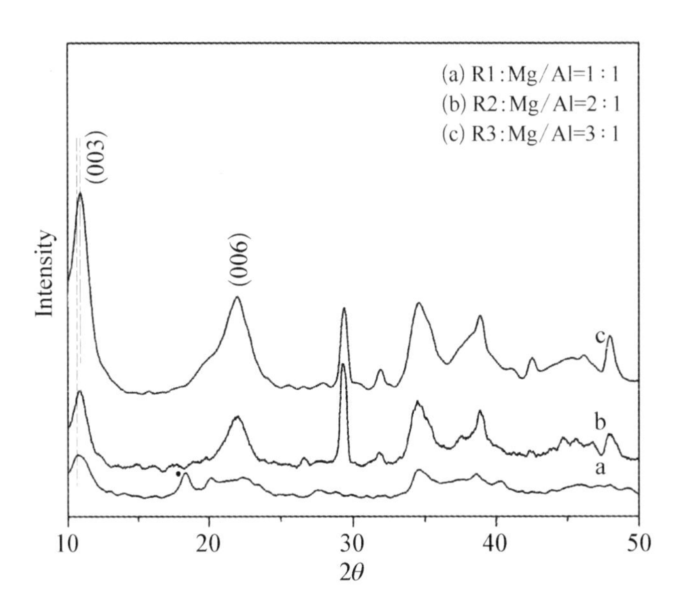

图 2-2　不同镁铝比例 LDH 的 XRD 图谱

2.4.3　不同镁铝比例 LDH 纳米材料的 Zeta 电位和粒径分布

如图 2-3 所示，纳米粒子 LDH(R1、R2 和 R3)都带有正电荷，并且分别为 35.3 mV、35.7 mV 和 35.3 mV，这个结果也表明了 LDH 的表面可以很好地结合一些带有负电荷的生物分子，像 DNA、蛋白分子等，通过静电作用的结合保护它们不被降解。

R1、R2 和 R3 的平均粒径分别为 58.9 nm、57.4 nm 和 57.6 nm，它们的粒径分布峰都很窄，说明粒径较均匀。所制备的 LDH 纳米粒子的粒径都在 57 nm 左右，在以前的报道中表明纳米粒子在 5 μm 以下可以有效地靶向抗原呈递细胞(APCs)。[125]这些结果表明，随着 LDH 中 Mg/Al 比例的变化，它们的 Zeta 电位和粒径分布基本保持一致，没有很大的区别，但是根据 XRD 的图谱和文献的报道，我们主要选择了镁铝比例为 2∶1 的 LDH 作为主要的研究载体。

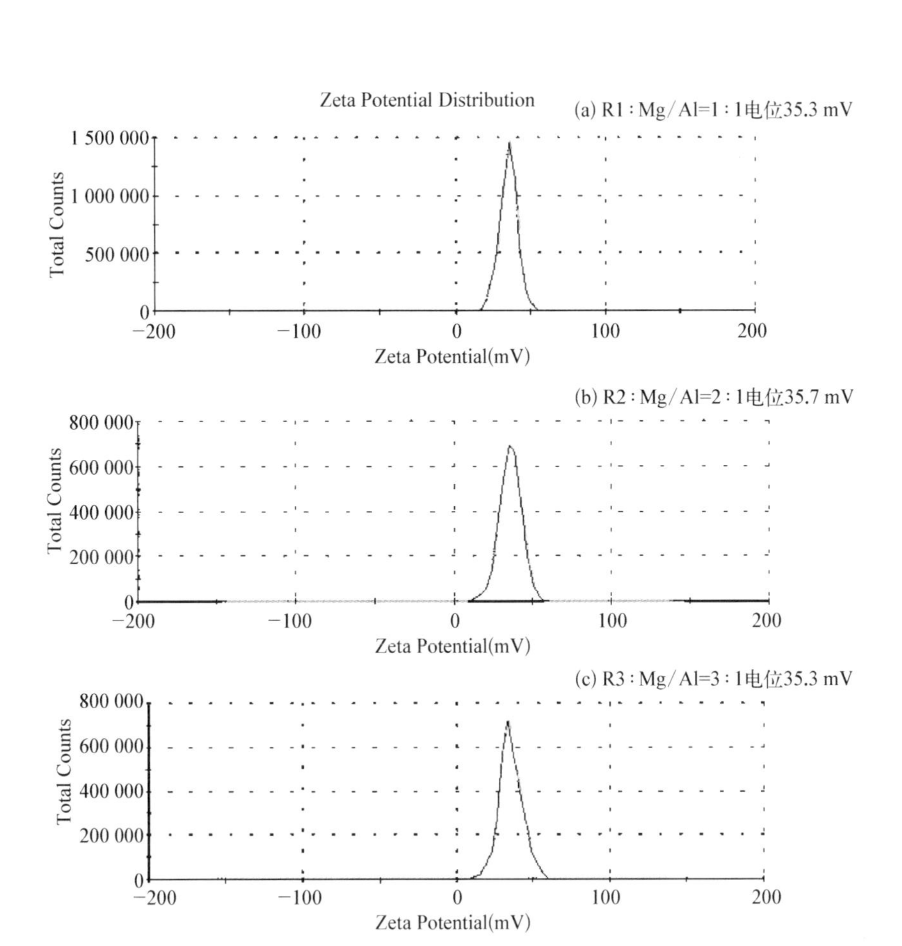

图 2-3　不同镁铝比例 LDH 的 Zeta 电位

2.4.4　不同镁铝比例 LDH 的细胞毒性检测

为了检测不同镁铝比例的 LDH 是否具有生物安全性，我们用不同镁铝比例的 LDH 和人正常肾上皮细胞 293T 共育，观察其细胞毒性效应。实验结果如图 2-5 所示：随着加入的不同镁铝比例 LDH 浓度的增加与空白对照相比，均对细胞没有很明显的损伤作用，即使在浓度达到 80 μg/mL 时，对细胞也未显示出明显的损伤效应。实验结果证明：不同镁铝比例的 LDH 生物相容性好，均可作为疫苗载体，实现疫苗体内传递。

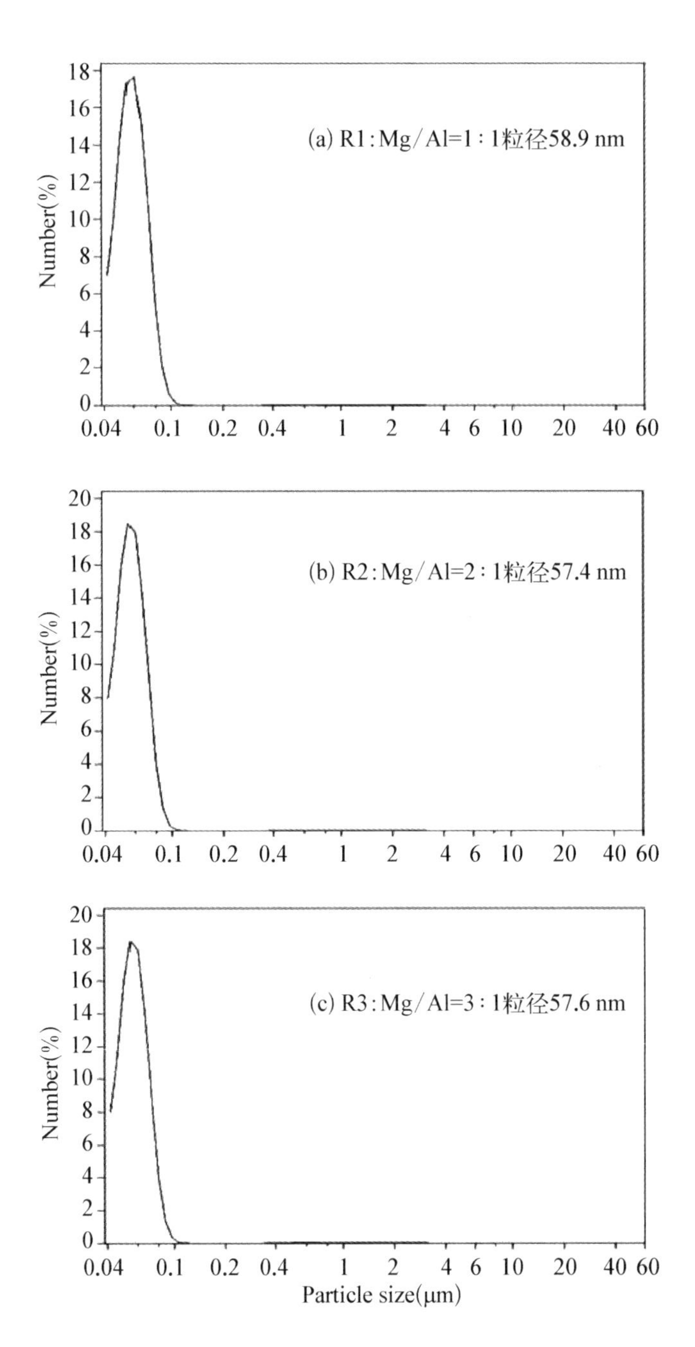

图 2-4　不同镁铝比例 LDH 的粒径分布

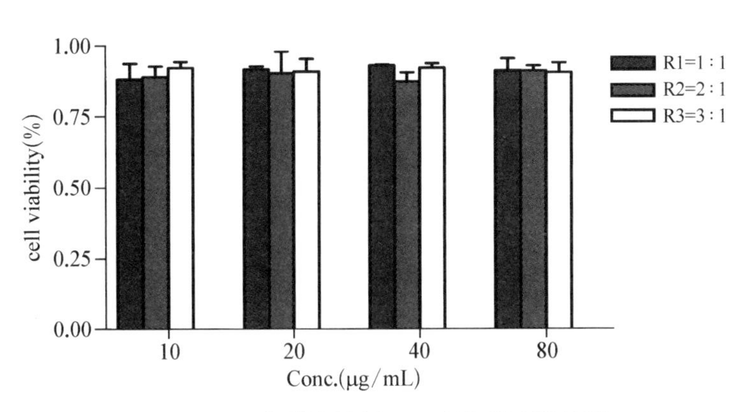

图 2-5　不同镁铝比例 LDH 的细胞毒性检测

2.5　本 章 小 结

本章主要通过化学共沉淀法合成了不同镁铝比例(Mg/Al=1∶1、2∶1、3∶1)的 LDH 纳米材料,并得到以下结论:

(1) 用化学沉淀法可以成功合成不同比例的 LDH,镁铝比例的不同不影响 LDH 的合成,合成出的 LDH 分散性较好。

(2) 通过 XRD 数据分析后表明 Mg/Al=1∶1 时 Al^{3+} 过量,此时有 $Al(OH)_3$ 的特征衍射峰,而它们的粒径分布和 Zeta 电位并没有很大的区别,粒径在 57 nm 左右,电位在 35 mV 左右。三种不同镁铝比例的 LDH 在表征上没有很大区别,为后续的实验缩小了相关影响因素。

(3) 通过体外的细胞毒性实验,我们看出三种不同镁铝比例的 LDH 均显示出良好的生物相容性,不影响细胞的生长代谢。

第3章 不同镁铝比例 LDH 对树突状细胞的作用及分子机制研究

3.1 概　　述

最近的研究也显示，有一部分生物材料制成的纳米微球具有佐剂样效应，可以促进树突状细胞（DC）成熟，刺激树突状细胞的活化。而判断一种生物材料是否适合作为优良的疫苗载体，其对树突状细胞的作用也是用来判断的重要指标之一。[11] 以磷酸铝和氢氧化铝为疫苗的佐剂被美国 FDA 认可以来已经使用了六十多年。铝佐剂能增强机体免疫反应目前认为主要是它可以使抗原沉积在细胞表面，有利于细胞对抗原的吞噬，它也可以激活补体系统。[34] 虽然它被证明是安全的，但是在诱导特异性抗体和细胞免疫方面效果仍然偏弱。LDH 中有氢氧化铝成分，这暗示，LDH 可能也具有佐剂样效应。但这种效应是否直接针对树突状细胞，能直接刺激和促进树突状细胞的活化，值得研究。

本章将用不同镁铝比例 LDH 体外刺激小鼠原代树突状细胞，通过对原代树突状细胞表面共刺激分子表达，细胞因子分泌，树突状细胞的

趋化特性等方面全方位地评价不同镁铝比例 LDH 对树突状细胞的功能影响，并在此基础上，我们拟从更深层次的分子水平阐明其对树突状细胞功能影响的机制。

3.2　仪器与试剂

3.2.1　仪器

(1) DDHZ－300 多用途台式恒温振荡器(江苏太仓实验设备厂)；
(2) S－212 型恒速搅拌器(上海申胜生物有限公司)；
(3) 88－1 型恒温磁力搅拌器(上海志威电器有限公司)；
(4) AL－204 型电子天平；
(5) 流式细胞仪(美国 BD 公司)；
(6) DZF－6050 型真空干燥箱(上海精宏实验设备有限公司)；
(7) TDL－5LM 型离心机(湖南星科)；
(8) TDL 型 CO_2 培养箱(美国 Thermo)；
(9) ELX800UV 型酶标仪(美国 BioTek)；
(10) 半干式转膜仪(美国 Bio－Rad 公司)；
(11) 活体成像仪(image 2000 美国 Kodak 公司)。

3.2.2　所用试剂及动物

(1) 高糖 DMEM 培养液(浙江吉诺)；
(2) 小牛血清(浙江吉诺)；
(3) Trypsin-EDTA(浙江吉诺)；
(4) MTT(Sigma)；
(5) DMSO(上海国药 AR)；

(6) 重组小鼠GM-CSF细胞因子(美国Peprotech公司);

(7) 重组小鼠IL-4细胞因子(美国Peprotech公司);

(8) 重组小鼠趋化因子CCL21(美国Peprotech公司);

(9) PE标记抗小鼠CD11c抗体(美国Ebioscience公司);

(10) FITC标记抗小鼠CD40抗体(美国Ebioscience公司);

(11) FITC标记抗小鼠CD80抗体(美国Ebioscience公司);

(12) FITC标记抗小鼠CD86抗体(美国Ebioscience公司);

(13) FITC标记抗小鼠MHC-Ⅰ抗体(美国Ebioscience公司);

(14) FITC标记抗小鼠CCR7抗体(美国Ebioscience公司);

(15) 小鼠IL-12 ELISA试剂盒(美国R&D公司);

(16) 小鼠TNF-α ELISA试剂盒(美国R&D公司);

(17) 兔抗小鼠NF-κB抗体(美国Santa Cruz公司);

(18) 兔抗小鼠Iκ-B抗体(美国Santa Cruz公司);

(19) 羊抗小鼠IgG二抗(美国Santa Cruz公司);

(20) ECL发光剂(美国Pierce公司);

(21) 小鼠:6~8周龄雌性C57BL/6($H-2^b$),体重16~18 g,购自中国科学院实验动物中心(SPF级),清洁级饲养于同济大学实验动物科学部。

3.3 实验方法

3.3.1 小鼠原代树突状细胞的培养

取正常6~8周龄C57BL/6小鼠股骨和胫骨,用剪刀和镊子剥离肌肉后,酒精消毒剥离股骨和胫骨片刻,用PBS冲洗数次后,剪开两端,用预先吸有PBS的2 mL注射器反复抽吸直至骨髓彻底冲出,用尼龙指套过滤以除去小的碎片，将滤液 1 500 r/min 离心 5 min，弃上清用 2 mL ACK 悬浮骨髓，破坏红细胞后，用 PBS 清洗两次，分别加入 1 μL 抗小鼠 CD3 抗体，B220 抗体，和豚鼠补体 200 μL 于 37℃ 反应 1 h 后离心 1 500 r/min离心 5 min，并用 10%FCS RPMI1640 培养基(含 GM - CSF 10 ng/mL)悬浮，调整细胞浓度为 1×10^6/mL，加入 24 孔板中(每孔 2 mL)培养两天后轻轻晃动培养板，吸去 75%培养液并补加 10 ng/mL GM - CSF，四天后用吸管轻轻吹打黏附细胞，将细胞悬液加入 20%FCS 的 RPMI1640 培养液中，700 r/min 离心 2 min，成团的克隆细胞被离至管底，弃去上清后，克隆细胞用培养液悬浮，调整细胞浓度为 $2\sim3\times10^5$/mL。继续培养两天后，树突状细胞从克隆中释放。

3.3.2　细胞计数

用 0.25%胰蛋白酶(含 0.02%EDTA)消化液将细胞消化下来，制备单细胞悬液。吸取待测细胞悬液 10 μL 置于 EP 管中，加入 0.4%台盼兰 10 μL，混合后取 10 μL 滴入血球计数板内，于低倍镜下计数 4 角的 4 个大方格的活细胞总数，按下式计数：细胞浓度(细胞数/mL)=(4 个大方格的活细胞总数/4)$\times10^4\times2$。在计数过程中，对大方格的边缘压线细胞应按数上不数下、数左不数右的原则进行。计数时，两次重复计数误差应不超过 10%。

注意：若镜下偶见由两个以上细胞组成的细胞团，应按单个细胞计，若细胞团占 10%以上，说明分散不好，需重新制备细胞悬液。

3.3.3　流式细胞仪检测细胞吞噬率

配置相同浓度的 LDH 纳米材料，取 100 μL 材料溶液和 100 μL 的 FITC (1 mg/mL，溶剂为无水乙醇) 避光混合 10 min。将原代树突状细胞接种到 24 孔培养板，继续培养 24 h。加入 FITC 标记好的 LDH 纳米颗粒，分别作用30 min、1 h、2 h后收集细胞，12 000 r/min离心10 min，用PBS洗涤3次，加入1 mL PBS后，将细胞重悬流式细胞检测管中，上流式细胞仪检测。收集的细胞经FSC和F2在二维Dot-plot图中划出树突状细胞区，然后对树突状细胞作FITC荧光强度检测，485 nm为激发波长，530 nm为发射波长，数显示于FL1直方图中。每份样本获取10 000个树突状细胞，CellQuest软件分析吞噬不同荧光纳米粒的树突状细胞的比例。

3.3.4 流式细胞仪检测树突状细胞表面共刺激分子的表达

分别以所合成不同镁铝比例的LDH(浓度定为：10 μg/mL，20 μg/mL，40 μg/mL)在体外与原代树突状细胞进行共育(调树突状细胞浓度为2×10^6/mL，取0.5 mL加入24孔板中)，24 h后收集细胞，加入EDTA-PBS溶液(PBS中含有15 mM的EDTA)以破坏细胞的连接。PBS反复洗细胞两次后分别加入FITC标记的抗小鼠CD40单抗、FITC标记的抗小鼠CD80单抗、FITC标记的抗小鼠CD86单抗、FITC标记的抗小鼠MHC-Ⅰ分子单抗，4℃避光保存30 min后，PBS充分洗涤3次，用流式细胞仪检测。同时将不加荧光抗体的树突状细胞设为对照。

3.3.5 ELISA检测树突状细胞因子TNF-α、IL-12的分泌

分别以所合成不同镁铝比例的LDH(浓度定为：10 μg/mL，20 μg/mL，40 μg/mL)在体外与原代树突状细胞进行共育(调树突状细胞浓度为2×10^6/mL，取0.5 mL加入24孔板中)，24 h后取培养液上清，ELISA检测其中细胞因子IFN-γ、IL-12的含量。ELISA操作步骤严格按照试剂盒说明书进行，具体如下：首先用捕获抗体包被96孔酶标反应板，置湿盒中，37℃放置1 h，4℃过夜。检测标本之前，洗液洗涤3

次，每次 3 min。再用含 1%BSA 的封闭液 37℃作用 1 h。再用洗液洗涤 3 次后，加入待检的细胞培养上清，37℃孵育 1 h。洗液洗涤 3 次后加入标有 HRP 的检测抗体，37℃孵育 1 h，洗液洗涤 6 次。最后加入底物液作用 15 min 再加 1 M H_2SO_4终止反应，测 OD_{490}值。

3.3.6　趋化实验检测树突状细胞趋化指数

(1) 趋化试验微孔板 Trnaswell(24 孔板，多聚碳酸盐膜，膜直径 6.5 mm，孔径 5 μm)加入 10%小牛血清 RPMI1640 细胞培养液，上室 100 μL，下室 600 μL，置于 37℃、5%CO_2条件下过夜；

(2) 去除培养液，下室加入 600 μL 含趋化因子(CCL21)的 10%小牛血清 RPMI1640 细胞培养液，浓度 100 ng/mL。置于 37℃、5%CO 孵箱，备用；

(3) 将各组 BMDCs 1 000/rmin，离心 4 min，培养液重悬，计数，调细胞浓度为 1×10^7个/mL；

(4) 在上室中小心加入 BMDCs 细胞悬液，100 μL/孔，1×10^6个/孔；

(5) 置于 37℃、5%CO_2孵育 4 h；

(6) 在孔壁边缘轻敲上室，并取出，取下室培养液，置于计数器计数迁移的细胞数；

(7) 趋化指数=实验组所趋化的树突状细胞数/对照组所趋化的树突状细胞数。

3.3.7　Western blot 法检测转录因子 NF-κB 和 I-κB 的表达

预先将原代树突状细胞接种于 6 孔板中，待细胞贴壁 24 h 后，弃去原有培养液，加入新鲜的无血清培养液，过夜培养，加入 LDH 纳米材料(浓度分别是 0，10 μg/mL，20 μg/mL，40 μg/mL)，作用 24 h 后将 200

μL上样缓冲液(62.5 mmol/L Tris－HCl pH 6.8,2% SDS,10%甘油,0.01%溴酚蓝,50 mmol/LDTT),加入6孔板中,收集细胞裂解物,沸水浴煮5 min点样于10%聚丙烯酰胺凝胶进行SDS－PAGE电泳,20 mA稳流电泳3 h。剥离的凝胶一半先用0.25%考马斯亮蓝染液染色,然后再用甲醇冰醋酸溶液充分脱色后观察着色条带的数目与位置。剪取与凝胶大小一致的硝酸纤维素膜及6张Whatman 3 mm滤纸,浸于转移缓冲液(25 mM Tris base, 0.2 M glycine, 20% methanol (pH 8.5))中5 min,按下列顺序放置于Bio－Rad电转移装置上:3层滤纸→硝纤膜→凝胶→3层滤纸(注意去除气泡),根据0.8 mA/cm^{2}转移2.5 h。将硝纤膜取出置一平皿中,加封闭液(含5%脱脂牛奶的TBST:10 mmol/L Tris－HCl pH 7.5,150 mmol/L NaCl,0.1% Tween－20),室温封闭1 h,弃去封闭液,加入1∶1 000稀释的兔抗鼠NF－κB和Iκ－B(1×TBS, 0.1% Tween－20,5% BSA稀释),4℃反应过夜,TBST漂洗3次,每次15 min。加入羊抗兔IgG－HRP(TBST稀释1∶50),室温作用1 h,TBST充分漂洗3次,每次15 min。加入ECL发光剂,置于kodak活体成像仪中观察结果,并拍照记录。

3.3.8 CCR7中和抗体和MG－132对树突状细胞趋化效应和细胞因子表达的阻断实验

如前所述,预先将原代树突状细胞接种于6孔板中,待细胞贴壁24 h后,弃去原有培养液,加入新鲜的无血清培养液,过夜培养,加入LDH纳米材料(浓度分别是0、10 μg/mL、20 μg/mL、40 μg/mL)。在加入LDH纳米材料的同时加入纯化的抗CCR7的抗体(2 μg/mL),或者按照一定的浓度梯度加入MG－132,作用24 h后,按照3.3.6小节的方法行树突状细胞的趋化实验和用ELISA的方法检测培养上清中IL－12和TNF－α的表达。

3.4 结果与讨论

3.4.1 BMDCS 的形态特征

在倒置显微镜下观察培养细胞的形态变化，培养 3～5 d 细胞开始聚集成团，5～7 d 细胞形态改变，表面开始有树突状突起的形成，并逐渐呈半悬浮状态，8～10 d 后胞体亦变大，细胞间松散成单个细胞，形态不规则，细胞有细小刺突状和伪足状突起，有波状运动，成为典型的 DCs 形态，见图 3－1。

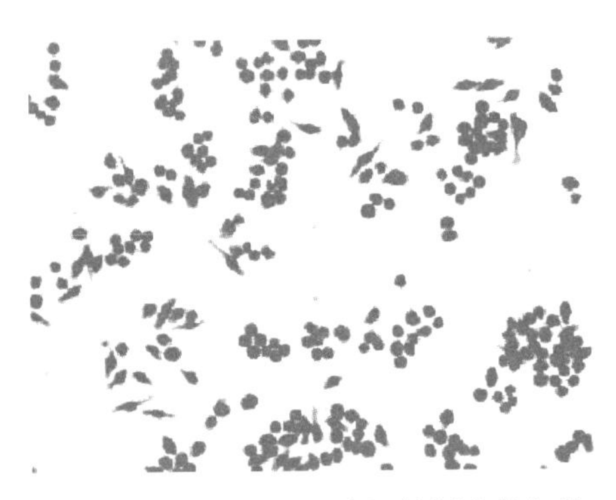

图 3－1　小鼠骨髓来源的树突状细胞

3.4.2 小鼠树突状细胞体外对不同镁铝比例 LDH 的吞噬效应

如图 3－2 所示在 37℃时不同作用时间下的小鼠树突状细胞对不同镁铝比例 LDH 纳米材料的吞噬率大致相等，在 2 h 后的吞噬率分别为 60.21%，62.37%和 60.08%，随着时间的延长小鼠树突状细胞对 LDH 纳米材料的吞噬率逐渐增加，在 2 h 时基本达到高峰。为了进一步判断树突状细胞对 LDH 的吞噬是主动耗能的过程还是被动吸附引起的，我们在小鼠树突状细胞加入相应的 LDH 纳米颗粒后，置于 4℃冰箱，2 h

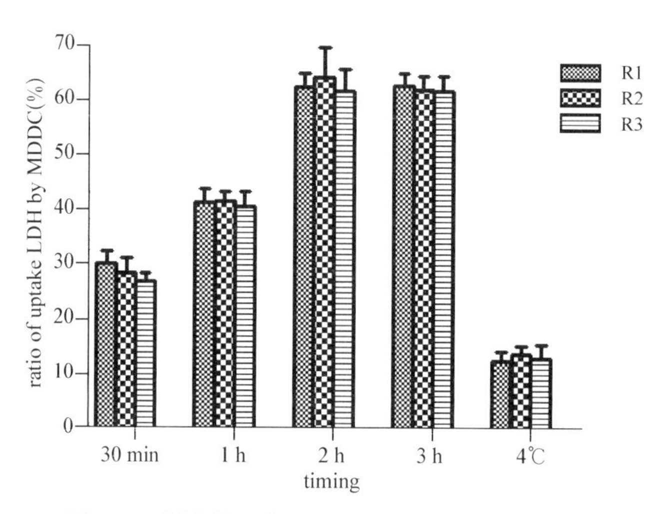

图 3-2 树突状细胞对不同镁铝比例 LDH 的吞噬率

后流式细胞仪检测吞噬率,如图 3-2 所示,在 4℃冰箱放置后,树突状细胞对 LDH 纳米颗粒的吞噬明显减少,说明此吞噬作用是细胞耗能的主动吞噬,而并非被动吸附。

3.4.3 不同镁铝比例 LDH 对小鼠树突状细胞成熟效应的影响

为了检测不同镁铝比例 LDH 与树突状细胞相互作用后,能否进一步促进树突状细胞的成熟,我们用不同镁铝比例 LDH 与树突状细胞共育,LDH 的浓度设为 10 μg/mL,20 μg/mL 和 40 μg/mL 三个浓度梯度。作用 24 h 后,FACS 检测树突状细胞表面 CD40、CD80、CD86、MHC-Ⅰ类分子的表达水平。[126] 如图 3-3 和图 3-4 所示,镁铝比例是 1∶1 的 LDH(标为 R1)相对于镁铝比例是 2∶1 和 3∶1 的 LDH(分别标为 R2 和 R3)更能促进 DC 上调共刺激分子的表达,其中以 CD40 和 CD86 分子的上调表达更为明显。并且这种对共刺激分子的上调表达作用具有一定的浓度依赖性。R2 和 R3 对树突状细胞的刺激效应不强,即便浓度达到 40 μg/mL 时,也不能明显上调树突状细胞表面的共刺激分子。

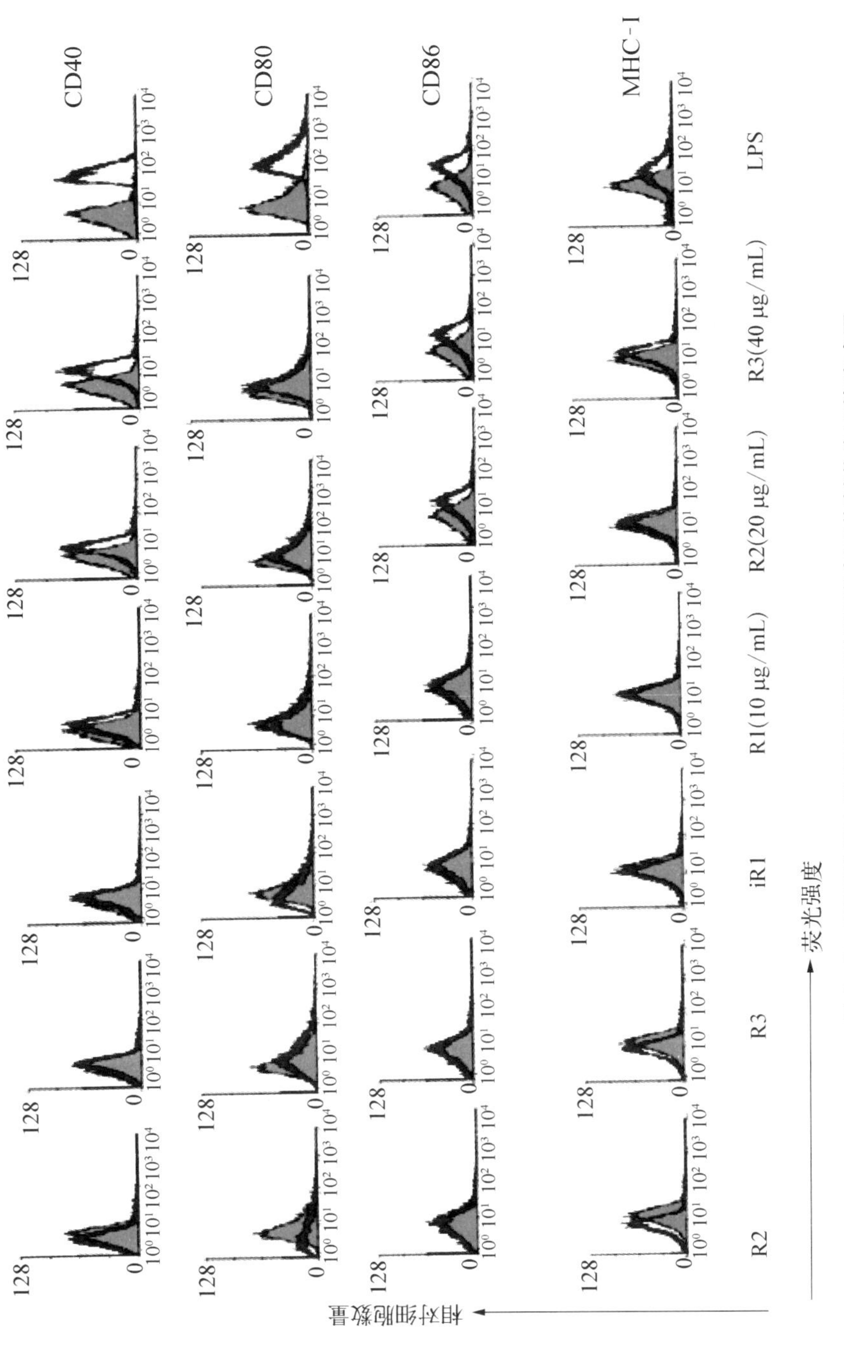

图 3 - 3　不同镁铝比例 LDH 对树突状细胞表面共刺激分子的流式图

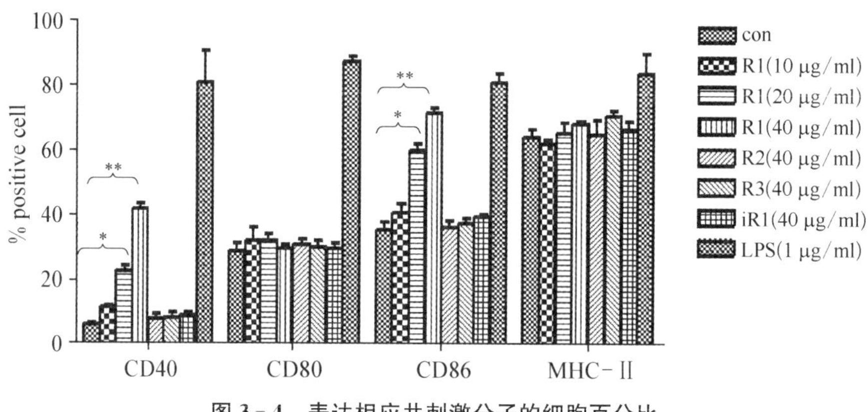

图 3-4　表达相应共刺激分子的细胞百分比

树突状细胞活化并成熟的另一个标志是细胞因子 IL-12 和 TNF-α 的分泌增加。[127]因此在不同镁铝比例 LDH 与树突状细胞共育 24 h 后，收集细胞上清，ELISA 检测培养上清中 IL-12 的含量。结果显示，R1 与树突状细胞共育后能够强烈刺激 IL-12 的分泌，其分泌量随着 R1 浓度的增加而逐步上升，当 R1 的浓度为 40 μg/mL 时，IL-12 的分泌量可以达到 945 pg/mL（如图 3-5）。IL-12 的分泌和 R1 的浓度呈剂量依赖关系，随着 R1 浓度的增高，IL-12 的分泌量也逐渐上升。而与此相对应的是，R2 和 R3 与树突状细胞共育后，IL-12 的分泌量明显少于 R1，即便 R2 和 R3 的浓度达到 40 μg/mL 时，IL-12 的分泌量和对照相比，也没有明显的提高。与 IL-12 相一致的是，R1 对 TNF-α 的分泌有明显促进作用，当浓度达到 20 μg/mL 和 40 μg/mL 时，TNF-α 的表达可达到 425 pg/mL 和 528 pg/mL，和对照相比，有显著差别。而 R2 和 R3，即便浓度达到 40 μg/mL，对细胞因子 TNF-α 均没有明显的促分泌效应。以上结果提示，镁铝比例是 1∶1 的 LDH(R1)具有更强的促进树突状细胞成熟的能力。而 R2 和 R3 对树突状细胞的促成熟作用较弱。

R1 可以促进树突状细胞的成熟，而 R2 和 R3 对树突状细胞的刺激效应明显较弱。从 R1，R2 和 R3 的吞噬实验中我们可以看见，树突状细

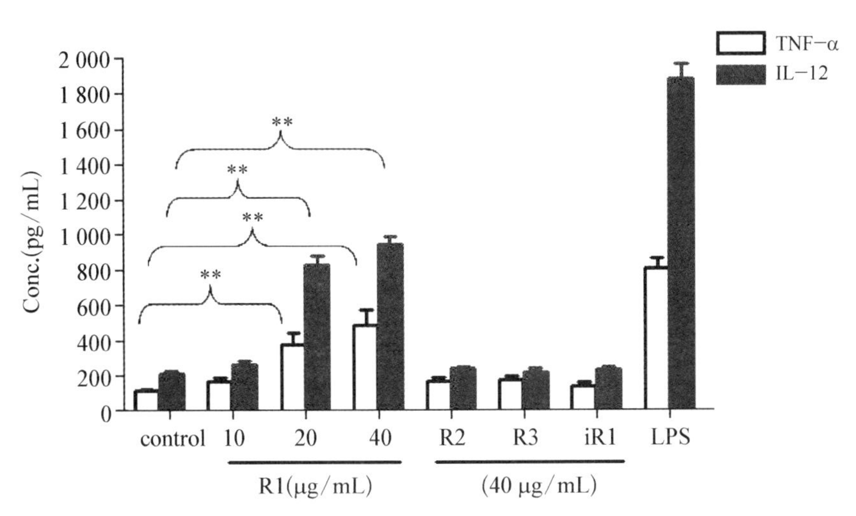

图 3-5　不同镁铝比例的 LDH 对树突状细胞表达细胞因子的影响

胞对 R1,R2 和 R3 的吞噬效应是相同的,即最后进入树突状细胞中的量是均等的,唯一引起刺激效应的只有 R1,而 R2 和 R3 没有的原因在于 R1 中氢氧化铝的含量要高于 R2 和 R3。氢氧化铝是很早用来作为佐剂的无机物,但是早期的研究表明,氢氧化铝不能直接引起树突状细胞的活化。[128]但最近研究提示,若将氧化铝制成纳米颗粒,可以刺激树突状细胞的活化,对其具体的机制仍不是非常的清楚。但是有一点可以肯定,它不通过模式配体(PAMP)结合的所谓 TOLL 样受体,可能通过胞内其他的受体而起作用。[129,130]本书中 R1 具有的对树突状细胞的刺激效应和它自己组成成分、表面的基本特性有关。

3.4.4　不同镁铝比例 LDH 对小鼠树突状细胞趋化效应的影响

皮内的未成熟树突状细胞在摄取抗原物质后能否有效地向引流淋巴结迁移,对于激发有效的免疫应答至关重要。有研究表明,某些生物材料可诱导树突状细胞上调趋化因子受体的表达,增强其对趋化因子的趋化效应,更多地迁移至相应的引流淋巴结,促进免疫反应的发生。[131,132]不同镁铝比例的 LDH 是否也可以增强树突状细胞的趋化效应，从而趋化更多的树突状细胞到达引流淋巴结呢？如果LDH具备这一效应，那么将它作为疫苗的载体将更加具备优势。为了证实这一假设，我们首先将不同镁铝比例的LDH与树突状细胞共育24 h后分离树突状细胞做趋化实验。结果表明，与R1共育的树突状细胞对趋化因子CCL21具有明显的趋化效应，平均趋化指数可达2.58，并且此趋化效应具有浓度依赖性，随着R1浓度的增加，其趋化效应也逐渐增强。而R2和R3与树突状细胞共育后，树突状细胞对CCL21的趋化效应较弱，即使浓度达到40 μg/mL时，平均趋化指数仅为1.32（图3-6）。这表明R1可以增强树突状细胞的趋化效应。

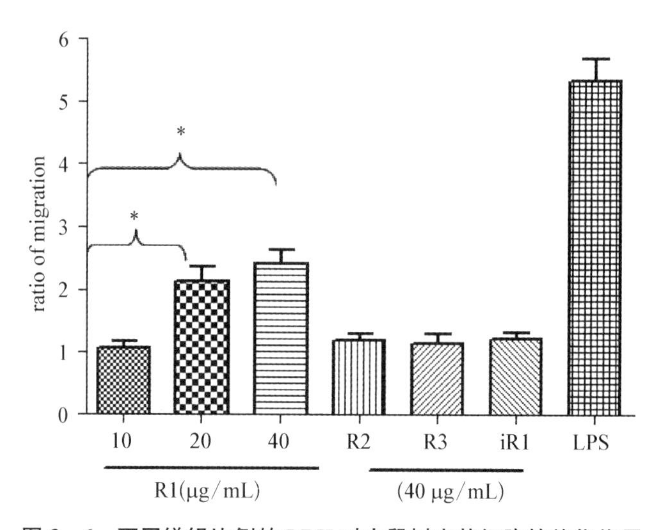

图3-6　不同镁铝比例的LDH对小鼠树突状细胞的趋化作用

为了进一步阐明LDH对树突状细胞趋化作用的影响是否与它可以上调树突状细胞表面的趋化因子受体CCR7有关，[133]在不同镁铝比例的LDH与树突状细胞共育24 h后，收集细胞，用流式细胞仪检测树突状细胞表面CCR7的表达情况。如图3-7和图3-8所示，与趋化实验相一致的是，R1可以上调树突状细胞表面CCR7的表达，并且呈现浓度依赖关系，在R1浓度是20 μg/mL时，$CCR7^+$树突状细胞的百分比

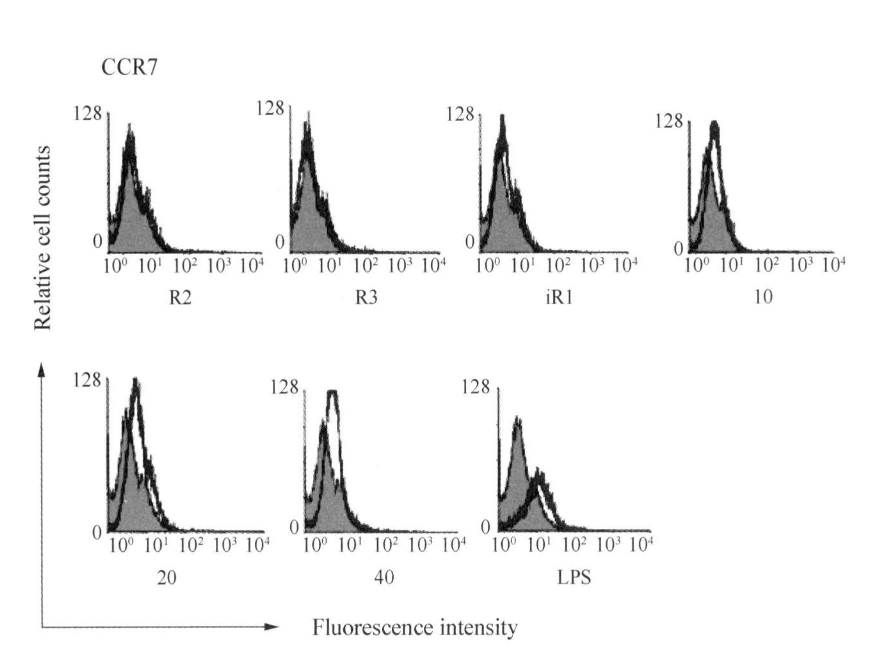

图 3-7　不同镁铝比例 LDH 对树突状细胞表面 CCR7 表达的流式图

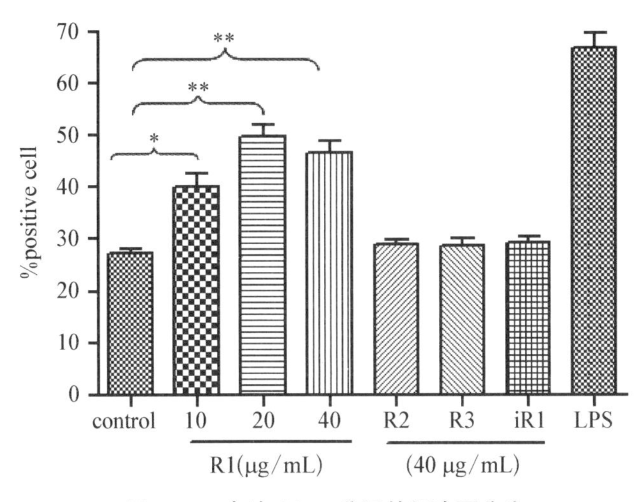

图 3-8　表达 CCR7 分子的细胞百分比

可达 56%左右。而 R2 和 R3 和对照相比，不能明显上调 CCR7 的表达。

为了进一步验证 R1 对树突状细胞趋化效应的影响和其可以上调树突状细胞表面 CCR7 表达有直接关系，我们在将 R1 与树突状细胞共育的同时,加入抗 CCR7 的中和抗体,另一组加入无关抗体作为对照。观察是否可以抵消 R1 增强树突状细胞趋化效应的作用。如图 3-9 所示,CCR7 中和抗体可以明显抑制 R1 是 20 μg/mL 和 40 μg/mL 时对树突状细胞的趋化效应,和对照的无关抗体相比,具有统计学意义。以上结果提示,NV 抗原表位具有促进活化的树突状细胞或 T 细胞分泌多种趋化因子的能力,这些趋化因子可以趋化更多的淋巴细胞到达引流淋巴结局部。

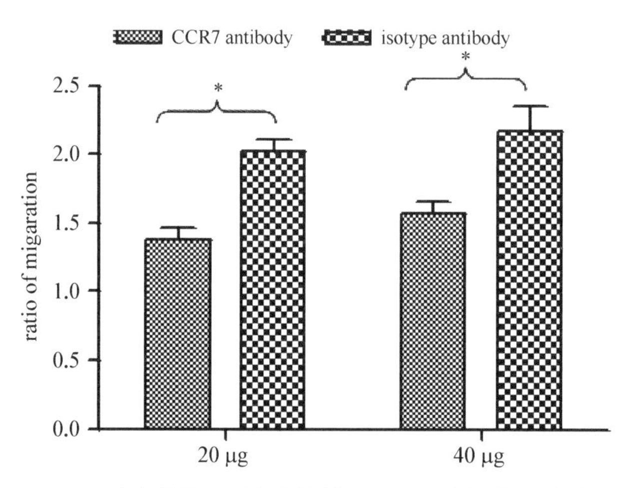

图 3-9 CCR7 中和抗体可以部分抑制 LDH 处理树突状细胞的趋化效应

3.4.5 LDH 对小鼠树突状细胞作用的分子机制研究

鉴于 R1 可以刺激树突状细胞活化,促进细胞因子 IL-12 的分泌,我们想更深层次研究 R1 对树突状细胞功能的影响。NF-κB 是目前研究最为广泛的核转录因子。它参与众多的炎性细胞因子的转录和调控,对控制免疫细胞的免疫应答起着关键性的作用。[134,135] NF-κB 在胞浆中它和 Iκ-B 结合在一起,Iκ-B 对其功能起到抑制作用。若 Iκ-B 降解,那么 NF-κB 的功能将被激活,更多的 NF-κB 会向核内迁移,激活相应的基因发生转录,改变细胞的生物学效应。IL-12 作为炎性细胞因子的一种,它的表达也受到 NF-κB 的调控,在此,我们设想 R1 调节

IL－12的表达是否和R1可以调节NF－κB的表达和Iκ－B的降解有关？为了验证这一假设，我们用不同浓度的R1和树突状细胞共育24 h后，收集树突状细胞并将其裂解，用Western blotting方法检测NF－κB和Iκ－B的表达。结果显示，R1可以上调树突状细胞NF－κB的表达，并且呈现明显的剂量依赖关系。与此相一致的是，在上调NF－κB表达的同时，也下调Iκ－B的表达，同样有剂量依赖关系（图3－10和图3－11）。

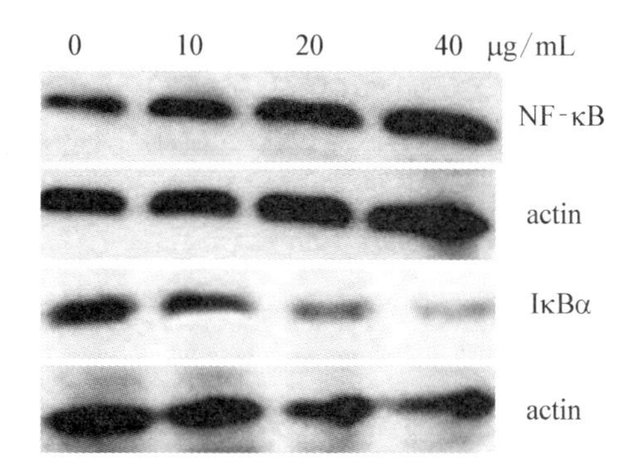

图3－10　Western blotting检测转录因子NF－κB和Iκ－B的表达

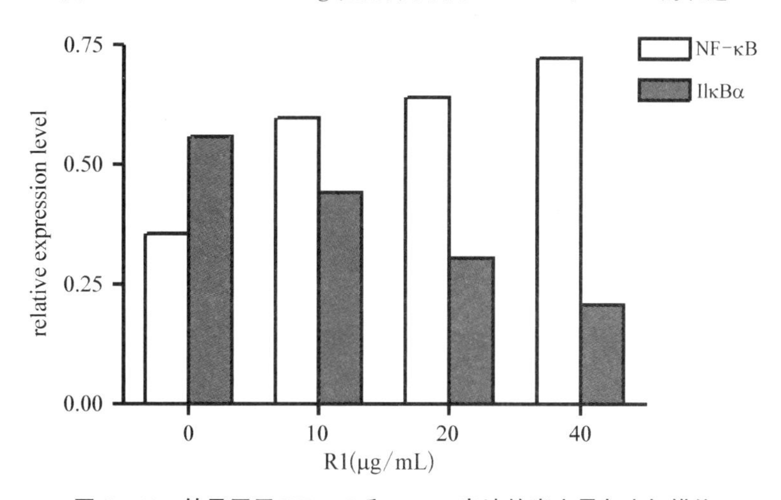

图3－11　转录因子NF－κB和Iκ－B表达的半定量灰度扫描值

接下来，为了进一步研究NF－κB的上调表达是否与IL－12和TNF－α的上调表达相关联，我们用MG132这一对NF－κB信号通路较特异的抑制剂对 NF-κB 的功能进行干扰。在加入 R1 的同时，我们再加入 MG132，作用 24 h 后，ELISA 检测 IL-12 和 TNF-α 的表达。如图所示，MG132 对 R1 所诱导的 TNF-α 上调表达有明显抑制效应，并且随着 MG132 浓度的增加这种抑制效应也随之增加，呈现剂量依赖关系（图 3-12）。但是，MG132 对 R1 所诱导的 IL-12 的表达抑制效应不明显，即使增加浓度也没有影响。结果提示，R1 对树突状细胞功能的影响至少部分通过 NF-κB 这一信号传导通路。但是鉴于 MG132 对 IL-12 表达的影响较弱，可以推断，R1 对树突状细胞功能的影响可能还涉及其他的信号分子。R1 在胞内可与之结合的受体可能影响多条信号分子来促进相关基因的表达。

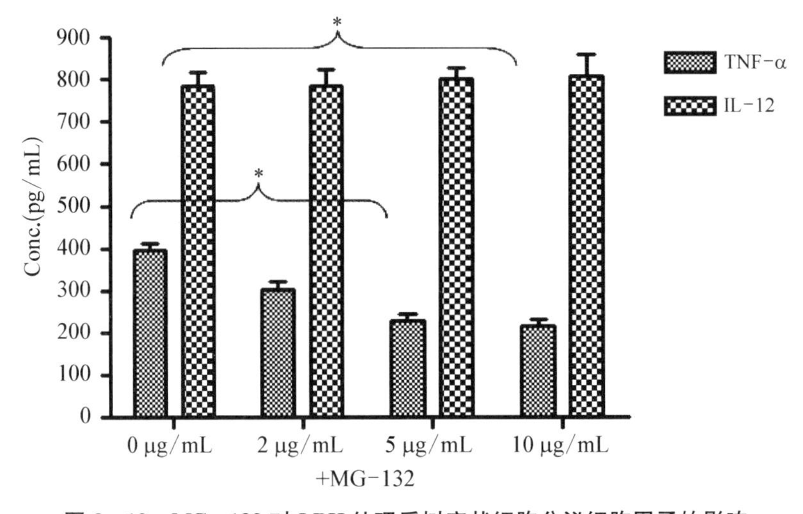

图 3-12　MG-132 对 LDH 处理后树突状细胞分泌细胞因子的影响

3.5 本章小结

本章通过用不同镁铝比例的 LDH 和小鼠树突状细胞共育，来观察不同镁铝比例的 LDH 对树突状细胞功能的影响，并且在此基础上对 LDH 影响树突状细胞功能的分子机制做了深入研究。根据实验结果，我们得到以下结论：

（1）不同镁铝比例的 LDH 对树突状细胞的转染效率是相同的，并且这种吞噬是主动耗能过程，而非被动吸附。

（2）镁铝比例是 1∶1 的 LDH（R1）对小鼠树突状细胞有促成熟效应，可以上调表面分子 CD40 和 CD86 的表达，同时也可以促进细胞因子IL－12和 TNF－α 的表达。

（3）R1 可以增强小鼠树突状细胞的趋化效应，这种趋化效应的提高伴随着的是表面趋化因子受体 CCR7 的表达增加，CCR7 的表达增加导致小鼠树突状细胞趋化效应的增强。

（4）R1 影响小鼠树突状细胞的功能部分的是通过 NF－κB 这一核内信号分子，抑制 NF－κB 功能可以抑制 R1 促进 TNF－α 表达，但是对 IL－12 的表达没有影响，说明 R1 影响树突状细胞的功能还有可能通过其他的信号途径。

第4章 不同粒径 LDH 的制备和性质研究

4.1 概　　述

在前两章的研究中，我们合成了不同镁铝比例的 LDH 以及探讨了不同镁铝比例的 LDH 对树突状细胞的影响以及更深层次的分子机制。我们发现镁铝比例在 1∶1 时的 LDH 对树突状细胞有着明显的刺激效应。有文献报道，纳米颗粒对细胞的生物学效应除了和自己本身的材料组成有关外，颗粒的大小也是至关重要的，Valia 等[136]研究证实，在纳米颗粒粒径为 500～2 000 nm 时，对树突状细胞的刺激作用不明显，而当纳米颗粒粒径是 20～30 nm 时，对树突状细胞有着很好的转染效果，对树突状细胞的刺激作用也较为明显。而且当纳米颗粒粒径在 20～30 nm 时，此纳米材料可以在体内更容易到达淋巴结中，而被淋巴结中的树突状细胞摄取。Helen 等[137]在研究中空硅纳米颗粒时也发现，颗粒粒径越小，对树突状细胞的功能也越明显。在纳米颗粒粒径是 250 nm 时它对树突状细胞的作用效果明显比纳米颗粒粒径在 1 500 nm 时强。纳米颗粒粒径小对树突状细胞更容易发挥作用的关键在于它更易于被树突状细胞吞噬，进入树突状细胞内部。

在前面的研究中，我们用200 nm左右的LDH（镁铝比例是1∶1）发现有很好的刺激效应，为了更进一步观察改变LDH纳米粒径是否可以改变其对树突状细胞的功能影响。在本章的研究中，我们拟将镁铝比例为1∶1的状态下合成粒径大小不一的LDH，并对这些LDH的基本特性做一表征，为后续的实验研究奠定基础。

4.2　仪器和试剂

4.2.1　仪器

(1) DDHZ-300多用途台式恒温振荡器（江苏太仓实验设备厂）；

(2) 旋转蒸发器RE-2000（上海亚荣生化仪器厂）；

(3) S-212型恒速搅拌器（上海申胜生物有限公司）；

(4) 88-1型恒温磁力搅拌器（上海志威电器有限公司）；

(5) AL-204型电子天平；

(6) DZF-6050型真空干燥箱（上海精宏实验设备有限公司）；

(7) DHG-9140A型电热恒温鼓风干燥箱（上海精宏实验设备有限公司）；

(8) SHZ-Ⅲ型循环水真空泵（上海亚荣生化仪器厂）；

(9) DELTA-320型pH计（梅特勒-托利仪器有限公司）；

(10) DL-360D智能超声波清洗器（上海之信仪器有限公司）；

(11) X射线粉末衍射仪（D4 Endeavor Bruker）；

(12) Zetasizer 3000HS型相干光谱仪（英国马尔文公司）；

(13) TDL-5LM型离心机（湖南星科）；

(14) autoclave水热釜（上海西域）。

4.2.2 所用试剂

(1) 硝酸镁(上海化学试剂公司 AR);

(2) 硝酸铝(上海化学试剂公司 AR);

(3) 氢氧化钠(上海化学试剂公司 AR);

(4) 高纯氮(上海比欧西气体工业有限公司)。

4.3 实验方法

4.3.1 不同粒径 LDH 纳米载体的制备

(1) 15～25 nm LDH 纳米载体的制备

配制 $Mg(NO_3)_2 \cdot 6H_2O$ (1.536 g, 0.006 mol) 和 $Al(NO_3)_3 \cdot 9H_2O$ (0.75 g, 0.002 mol)的金属混合盐溶液共 40 mL,甲醇作为溶剂,其中 Mg/Al 的摩尔比为 1∶1,配制 0.016 mol NaOH 溶液。N_2气氛下,将金属盐混合溶液加入到剧烈搅拌 NaOH 溶液中,所得悬浮液转至水热合成釜,100℃ 18 h 后取出,离心后将沉淀放入 40℃真空干燥箱干燥,记作样品 R20。

(2) 50～60 nm LDH 纳米载体的制备

配制 $Mg(NO_3)_2 \cdot 6H_2O$ (1.536 g, 0.006 mol) 和 $Al(NO_3)_3 \cdot 9H_2O$ (0.75 g, 0.002 mol)的金属混合盐溶液共 40 mL,甲醇作为溶剂,其中 Mg/Al 的摩尔比为 1∶1,配制 0.016 mol NaOH 溶液。N_2气氛下,将金属盐混合溶液加入到剧烈搅拌 NaOH 溶液中,所得悬浮液转至水热合成釜,100℃ 8 h 后取出,离心后将沉淀放入 40℃真空干燥箱干燥,记作样品 R60。

(3) 100～120 nm LDH 纳米载体的制备

配制 $Mg(NO_3)_2 \cdot 6H_2O$ (1.536 g, 0.006 mol) 和 $Al(NO_3)_3 \cdot 9H_2O$ (0.75 g, 0.002 mol)的金属混合盐溶液共 40 mL,水作为溶剂,其中 Mg/Al 的摩尔比为 1∶1,配制 0.016 mol NaOH 溶液。N2 气氛下,将金属盐混合溶液加入到剧烈搅拌 NaOH 溶液中,所得悬浮液转至水热合成釜,100℃ 18 h 后取出,离心后将沉淀放入 40℃真空干燥箱干燥,记作样品 R100。

4.3.2　LDH 纳米材料 XRD 表征

X-射线粉末衍射在 Rigaku D/max - rA X-射线粉末衍射仪上进行,加速电压和电流分别为 40 kV 和 40 mA,扫描速率 6/min。Cu 靶(λ= 0.154 060 nm),石墨单色器。

4.3.3　LDH 纳米材料 TEM 观察

取 LDH 混悬液适量加高纯水稀释至一定倍数,然后滴加在覆盖碳膜的铜网上,以 2%的磷钨酸钠液负染,在透射电镜下观察其粒径大小和形态。

4.3.4　LDH 纳米材料 Zeta 电位的测定

Zeta 电位采用英国 MARLVEN 公司的 Zetasizer 3000HS 进行表征,使用时用稀释的纳米材料水相分散液。

4.3.5　不同纳米粒径 LDH 的细胞毒性检测

详见第 2 章“2.3 实验方法”。

4.4 结果和讨论

4.4.1 不同粒径 LDH 纳米材料 TEM 检测

如图 4-1 所示,合成的层状双氢氧化物都具有较好的晶体结构,均呈六边形。在不同溶剂下,不同时间下水热法合成的 LDH 具有不同的

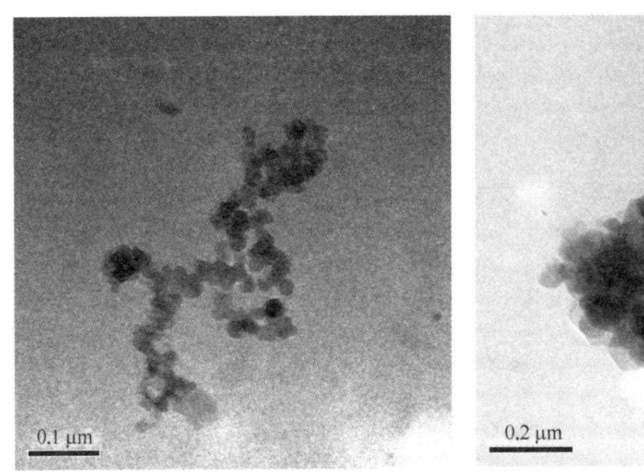

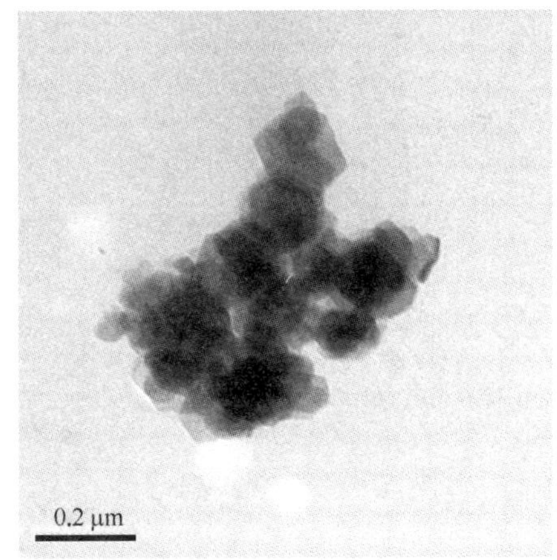

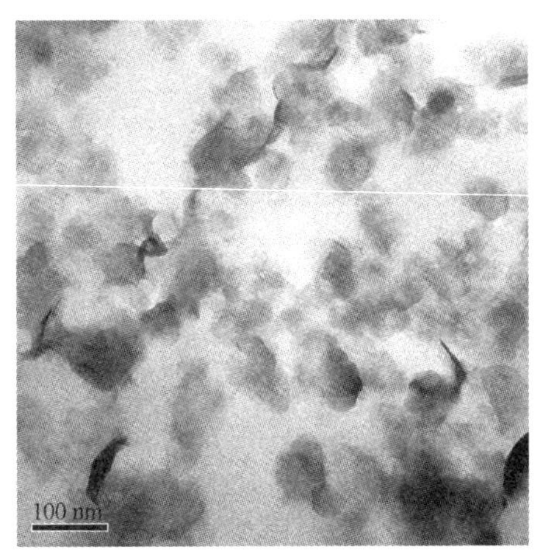

图 4-1 水热法合成的 LDH 电镜照片

粒径，在甲醇体系中合成的 LDH 纳米颗粒粒径为 15～25 nm 之间，而在水溶液里合成的 LDH 纳米颗粒粒径有 100 nm，这是因为溶剂在整个过程中充当结晶介质的作用，反应物质的溶解性、反应活性和扩散行为均与溶剂的物理化学性质有关，尤其是溶剂的极性和取向将对目标产物的晶体形貌和晶体结构有着直接的影响。不同的溶剂下，晶体的生长方向是不同的。在用纯水作溶剂时，晶体在一维方向(此方向垂直于 LDH 的 003 面)优先生长，随着有机相的增加，晶体越来越趋于均匀生长。水热合成不同时间也会影响晶体的粒径大小。

4.4.2　不同粒径 LDH 纳米材料 XRD 检测

如图 4-2 所示，为不同粒径 LDH 的 XRD 图谱，从图中可以看出，所有样品的衍射峰都和卡片 JSPDS22-700 吻合，并且非常明显且尖锐，没有其他杂相衍射峰出现，说明采用水热法合成的反应物镁铝摩尔比为 1∶1 的条件下，可以得到结晶度良好的样品，这就意味着它们都具有双氢氧化物的层状结构。

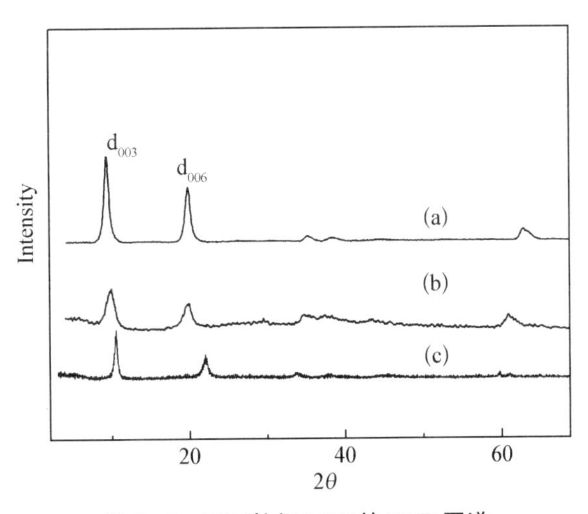

图 4-2　不同粒径 LDH 的 XRD 图谱

(a) 15～25 nm；(b) 50～60 nm；(c) 100～120 nm

4.4.3 不同粒径的 LDH 纳米材料的 Zeta 电位

如图 4-3 所示纳米粒子 LDH 都带有正电荷,并且分别为 40.2 mV, 35.7 mV 和 38.3 mV,这个结果表明了不同粒径的 LDH 的表面都带有较多的正电荷,可以很好地结合一些带有负电荷的生物分子,像 DNA、蛋白分子等,通过静电作用的结合保护它们不被降解。

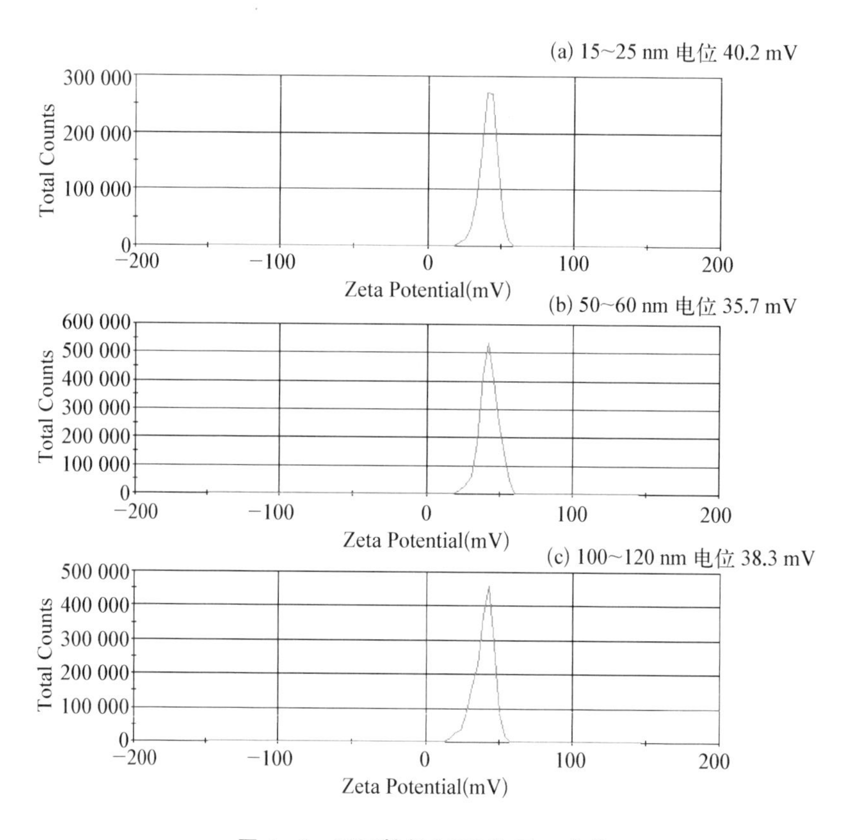

图 4-3 不同粒径 LDH 的 Zeta 电位

4.4.4 不同纳米粒径 LDH 的体外细胞毒性检测

为了检测不同纳米粒径的 LDH 是否具有生物安全性,我们用不同纳米粒径的 LDH 和人正常肾上皮细胞 293T 共育，观察其细胞毒性效应。实验结果如图 4－4 所示：随着加入的不同粒径 LDH 浓度的增加，与空白对照相比，均对细胞没有很明显的损伤作用，即使在浓度达到 80 μg/mL 时，对细胞也未显示出明显的损伤效应。实验结果证明，不同纳米粒径的 LDH 生物相容性好，均可作为疫苗载体，实现疫苗体内传递。

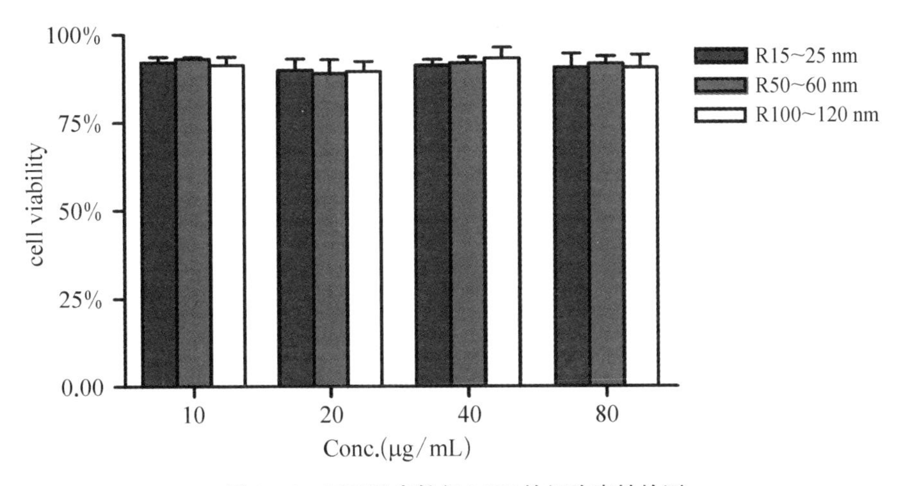

图 4－4　不同纳米粒径 LDH 的细胞毒性检测

4.5 本章小结

本章通过水热合成法合成了镁铝比例为 1∶1 条件下，纳米粒径分别为 15～25 nm、50～60 nm 和 100～150 nm 的 LDH。并得到以下结论：

(1) 用水热合成法在镁铝比例在 1∶1 的条件下可以成功合成不同比例的 LDH，用此方法合成 LDH 可以很好地控制纳米粒径，合成出的 LDH 分散性较好。

(2) 通过 XRD 数据分析后表明,用此方法合成镁铝比例为 1∶1 时的 LDH,没有出现 $Al(OH)_3$ 的特征衍射峰,而它们的粒径分布和 Zeta 电位并没有很大的区别。粒径比较均匀,电位在 35.7~40.2 mV。三种不同粒径的 LDH 在表征上没有很大区别,为后续的实验缩小了相关影响因素。

(3) 不同纳米粒径的 LDH 对人正常肾上皮细胞没有明显的毒副作用,说明不同粒径的 LDH 具有良好的生物安全性,可用于疫苗的载体。

第5章

不同粒径 LDH 对树突状细胞的生物学作用及分子机制研究

5.1 概　　述

在前一章的研究中，我们在镁铝比例为 1∶1 的状态下合成了粒径大小分别为 15～25 nm、50～60 nm 和 100～120 nm 的 LDH 纳米材料。基于过去的研究发现，纳米材料的粒径大小对树突状细胞的生物学功能有着很大的影响。在本章中，我们将从以下几个方面，研究这些粒径大小不同的 LDH 对树突状细胞的功能影响。首先还是观察树突状细胞对不同粒径 LDH 的吞噬效率；其次从对共刺激分子表达的检测以及对其所分泌细胞因子和趋化效应的检测，综合评价不同粒径 LDH 对树突状细胞的功能影响；最后研究不同粒径的 LDH 对核转录因子 NF-κB 和 Iκ-B 的表达影响，为后续将其应用于疫苗载体做前期的实验研究。

5.2 试剂材料和仪器

5.2.1 仪器

(1) DDHZ－300多用途台式恒温振荡器(江苏太仓实验设备厂);
(2) S－212型恒速搅拌器(上海申胜生物有限公司);
(3) 88－1型恒温磁力搅拌器(上海志威电器有限公司);
(4) AL－204型电子天平;
(5) 流式细胞仪(美国BD公司);
(6) DZF－6050型真空干燥箱(上海精宏实验设备有限公司);
(7) TDL－5LM型离心机(湖南星科);
(8) TDL型CO_2培养箱(美国Thermo);
(9) ELX800UV型酶标仪(美国BioTek);
(10) 半干式转膜仪(美国Bio－Rad公司);
(11) 活体成像仪(image 2000美国kodak公司)。

5.2.2 所用试剂及动物

(1) 高糖DMEM培养液(浙江吉诺);
(2) 小牛血清(浙江吉诺);
(3) Trypsin－EDTA(浙江吉诺);
(4) MTT(Sigma);
(5) DMSO(上海国药 AR);
(6) 重组小鼠GM－CSF细胞因子(美国peprotech公司);
(7) 重组小鼠IL－4细胞因子(美国peprotech公司);
(8) 重组小鼠趋化因子CCL21(美国peprotech公司);

(9) PE 标记抗小鼠 CD11c 抗体(美国 ebioscience 公司)；

(10) FITC 标记抗小鼠 CD40 抗体(美国 ebioscience 公司)；

(11) FITC 标记抗小鼠 CD80 抗体(美国 ebioscience 公司)；

(12) FITC 标记抗小鼠 CD86 抗体(美国 ebioscience 公司)；

(13) FITC 标记抗小鼠 MHC－Ⅰ抗体(美国 ebioscience 公司)；

(14) FITC 标记抗小鼠 CCR7 抗体(美国 ebioscience 公司)；

(15) 小鼠 IL－12 ELISA 试剂盒(美国 R&D 公司)；

(16) 小鼠 TNF－a ELISA 试剂盒(美国 R&D 公司)；

(17) 兔抗小鼠 NF－κB 抗体(美国 santa cruz 公司)；

(18) 兔抗小鼠 Iκ－B 抗体(美国 santa cruz 公司)；

(19) 羊抗小鼠 IgG 二抗(美国 santa cruz 公司)；

(20) ECL 发光剂(美国 pierce 公司)。

小鼠：6～8 周龄雌性 C57BL/6(H－2^b)，体重 16～18 g，购自中国科学院实验动物中心(SPF 级)，清洁级饲养于同济大学实验动物科学部。

5.3　实验方法

5.3.1　小鼠原代树突状细胞的培养

详见第 3 章。简单地说，取正常 6～8 周龄 C57BL/6 小鼠股骨和胫骨，用预先吸有 PBS 的 2 mL 注射器反复抽吸直至骨髓彻底冲出，用尼龙指套过滤以除去小的碎片，将滤液 1 500 r/min 离心 5 min，弃上清用 2 mL ACK 悬浮骨髓，破坏红细胞后，用 PBS 清洗两次，分别加入 1 μL 抗小鼠 CD3 抗体，B220 抗体，和豚鼠补体 200 μL 于 37℃反应 1 h 后离心1 500 r/min离心 5 min，并用 10% FCS RPMI1640 培养基(含 GM－CSF 10 ng /mL)悬浮，培养两天换液并补加 10 ng/mL GM－CSF，四天后用吸管轻轻吹打黏附细胞，将细胞悬液加入20%FCS的RPMI1640培养液中，700 r/min离心2 min，成团的克隆细胞被离至管底，弃去上清后，克隆细胞用培养液悬浮，调整细胞浓度为2～3×10^5/mL。继续培养两天后，树突状细胞从克隆中释放。

5.3.2 细胞计数

详见第3章。

5.3.3 流式细胞仪检测细胞吞噬率

配置相同浓度的不同纳米粒径的LDH纳米材料，取100 μL材料溶液和100 μL的FITC（1 mg/mL，溶剂为无水乙醇）避光混合10 min。将原代树突状细胞接种到24孔培养板，继续培养24 h。加入FITC标记好的LDH纳米颗粒，分别作用30 min、1 h、2 h后收集细胞，12 000 r/min离心10 min，用PBS洗涤3次，加入1 mL PBS后，将细胞重悬流式细胞检测管中，上流式细胞仪检测。收集的细胞经FSC和SSC在二维Dot - plot图中划出树突状细胞区，然后对树突状细胞作FITC荧光强度检测，485 nm为激发波长，530 nm为发射波长，数显示于FL1直方图中。每份样本获取10 000个树突状细胞，CellQuest软件分析吞噬不同荧光纳米粒的Hela细胞的比例。

5.3.4 流式细胞仪检测树突状细胞表面共刺激分子的表达

分别以所合成不同粒径的LDH(浓度定为：10 μg/mL、20 μg/mL、40 μg/mL)在体外与原代树突状细胞进行共育(调树突状细胞浓度为2×10^6/mL，取0.5 mL加入24孔板中)，24 h后收集细胞，加入EDTA - PBS溶液(PBS中含有15 mM的EDTA)以破坏细胞的连接。PBS反复洗细胞两次后分别加入PE标记的抗小鼠CD40单抗、PE标记的抗小鼠

CD80 单抗、PE 标记的抗小鼠 CD86 单抗、PE 标记的抗小鼠 MHC－Ⅰ分子单抗，4℃避光保存 30 min 后，PBS 充分洗涤 3 次，用流式细胞仪检测。同时将不加荧光抗体的树突状细胞设为对照。

5.3.5　ELISA 检测树突状细胞细胞因子 TNF－α、IL－12 的分泌

分别以所合成不同粒径的 LDH（浓度定为：10 μg/mL，20 μg/mL，40 μg/mL）在体外与原代树突状细胞进行共育（调树突状细胞浓度为 2×10^6/mL，取 0.5 mL 加入 24 孔板中），24 h 后取培养液上清，ELISA 检测其中细胞因子 IFN－γ、IL－12 的含量。ELISA 操作步骤严格按照试剂盒说明书进行，详见第 3 章。

5.3.6　趋化实验检测树突状细胞趋化指数

（1）趋化试验微孔板 Trnaswell（24 孔板，多聚碳酸盐膜，膜直径 6.5 mm，孔径 5 μm）加入 10%小牛血清 RPMI1640 细胞培养液，上室 100 μL，下室 600 μL，置于 37℃、5% CO_2条件下过夜；

（2）去除培养液，下室加入 600 μL 含趋化因子（CCL21）的 10%小牛血清 RPMI1640 细胞培养液，浓度 100 ng/mL。置于 37℃、5%CO 孵箱，备用；

（3）将各组 BMDCs 1 000 r/min，离心 4 min，培养液重悬，计数，调细胞浓度为 1×10^7个/mL；

（4）在上室中小心加入 BMDCs 细胞悬液，100 μL/孔，1×10^6个/孔；

（5）置于 37℃、5%CO 孵育 4 h；

（6）在孔壁边缘轻敲上室，并取出，取下室培养液，置于计数器计数迁移的细胞数；趋化指数＝实验组所趋化的树突状细胞数/对照组所趋化的树突状细胞数。

5.3.7 Western blot 法检测转录因子 NF-κB 的表达

预先将原代树突状细胞接种于 6 孔板中，待细胞贴壁 24 h 后，弃去原有培养液，加入新鲜的无血清培养液，过夜培养，加入不同粒径 LDH 纳米材料（浓度分别是 0，10 μg/mL，20 μg/mL，40 μg/mL），作用 24 h 后将 200 μL 上样缓冲液（62.5 mmol/L Tris-HCl pH 6.8，2% SDS，10% 甘油，0.01% 溴酚蓝，50 mmol/LDTT），加入 6 孔板中，收集细胞裂解物，沸水浴煮 5 min 点样于 10% 聚丙烯酰胺凝胶进行 SDS-PAGE 电泳，20 mA稳流电泳 3 h。剥离的凝胶一半先用 0.25% 考马斯亮蓝染液染色，然后再用甲醇冰醋酸溶液充分脱色后观察着色条带的数目与位置。剪取与凝胶大小一致的硝酸纤维素膜及 6 张 Whatman 3 mm 滤纸，浸于转移缓冲液（25 mM Tris base，0.2 M glycine，20% methanol (pH 8.5)）中 5 min，按下列顺序放置于 Bio-Rad 电转移装置上：3 层滤纸→硝纤膜→凝胶→3 层滤纸（注意去除气泡），根据0.8 mA/cm^2 转移2.5 h。将硝纤膜取出置一平皿中，加封闭液（含 5%脱脂牛奶的 TBST：10 mmol/L Tris-HCl pH 7.5，150 mmol/L NaCl，0.1% Tween-20），室温封闭1 h，弃去封闭液，加入 1∶1 000 稀释的兔抗鼠 NF-κB 和Iκ-B（1× TBS，0.1% Tween-20，5% BSA 稀释），4℃反应过夜，TBST 漂洗 3 次，每次 15 min。加入羊抗兔 IgG-HRP（TBST 稀释1∶50），室温作用 1 h，TBST 充分漂洗 3 次，每次15 min。加入 ECL 发光剂，置于 Kodak 活体成像仪中观察结果，并拍照记录。

5.3.8 CCR7 中和抗体和 MG-132 对树突状细胞趋化效应的阻断实验

详见第 3 章。

5.4　结果与讨论

5.4.1　BMDCS 的形态特征

BMDCs 的培养和形态特征详见第 3 章，形态特征与第 3 章同。

5.4.2　小鼠树突状细胞体外对不同纳米粒径 R1 的吞噬效应

如图 5－1 所示树突状细胞对不同纳米粒径的 R1 的吞噬率在 37℃时在作用 2 h 时均达到顶峰，对三种粒径的 R1 吞噬率分别为 58.63%，65.38%和 80.32%，说明随着纳米粒径的缩小，树突状细胞对 R1 的吞噬效率在逐渐增加。这与前期研究相符，小粒径的纳米材料更易于被细胞内吞。为了进一步阐明这种转染效率的提高是被动吸附增加还是主动吞噬增加引起，在树突状细胞加入相应的 LDH 纳米颗粒后，置于 4℃冰箱后流式细胞仪检测吞噬率，如图 5－1 所示，在 4℃环境下三种粒径的 LDH 均表现出很低的吞噬率，平均吞噬率为 12.3%，说明此吞噬作用是细胞耗能的主动吞噬，而并非被动吸附。

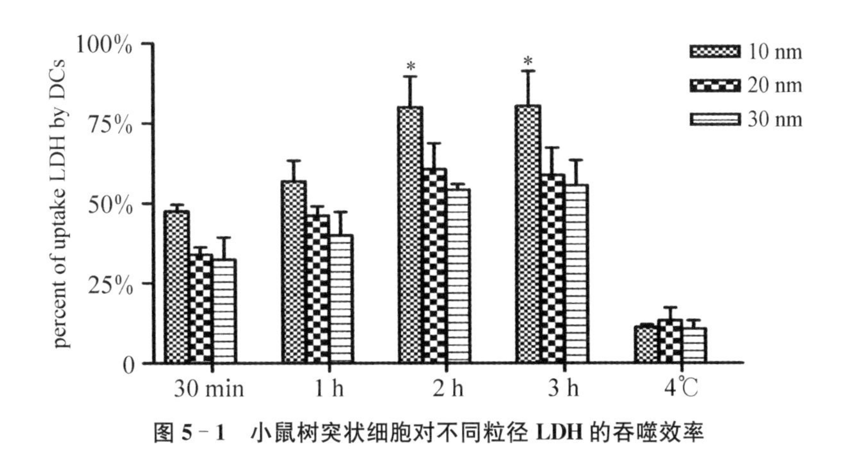

图 5－1　小鼠树突状细胞对不同粒径 LDH 的吞噬效率

5.4.3 不同纳米粒径 R1 对小鼠树突状细胞促成熟效应的影响

前一章的研究已经证实纳米粒径在 60 nm 左右的 R1 可以很好促进树突状细胞成熟，在本章中继续研究不同纳米粒径 R1 与树突状细胞相互作用后，树突状细胞的成熟效应与粒径之间关系。我们用同纳米粒径 R1 与树突状细胞共育，LDH 的浓度同样设为 10 μg/mL、20 μg/mL、40 μg/mL 三个浓度梯度。作用 24 h 后，FACS 检测树突状细胞表面 CD40、CD80、CD86、MHC－Ⅰ类分子的表达水平。如图 5－2 所示，纳米粒径为 60 nm 的 R1 和粒径为 100 nm 的 R1 和对照 20 nm 相比，均能促进树突状细胞上调共刺激分子 CD40 和 CD86 的表达，但两者之间没有明显差别。而纳米粒径为 20 nm 的 R1 在上调表达共刺激分子方面比 60 nm 的 R1 和 100 nm 的 R1 要强烈。而且我们还发现，20 nm 的 R1 除上调表达 CD40 和 CD86 外，在浓度为 20 μg/mL 时还促进了 CD80 的表达。三种纳米粒径的 R1 对共刺激分子的上调表达作用都显示出一定的浓度依赖性。

接着我们还检测三种不同纳米粒径 R1 对树突状细胞分泌细胞因子 IL－12 和 TNF－α 的影响。同样在不同纳米粒径 R1 与树突状细胞共育 24 h 后，收集细胞上清，ELISA 检测培养上清中 IL－12 和 TNF－α 的含量。结果显示(图 5－3)，三种不同纳米粒径 R1 与树突状细胞共育后均能够强烈刺激 IL－12 的分泌，其分泌量随着 R1 浓度的增加而逐步上升。粒径为 60 nm 的 R1 和粒径为 100 nm 的 R1 作用与树突状细胞当 R1 的浓度为 40 μg/mL 时，IL－12 的分泌量可以分别达到 896 pg/mL 和 912 pg/mL。两者之间没有区别。粒径为 20 nm 的 R1 当浓度为 40 μg/mL 时，IL－12 的分泌量可达到 1 324 pg/mL。比 60 nm 的 R1 和粒径为 100 nm R1 略高，统计学分析差别不大。与 IL－12 的分泌一致，三种不同纳米粒径 R1 对细胞因子 TNF－α 均有明显的促分泌效应。但三者

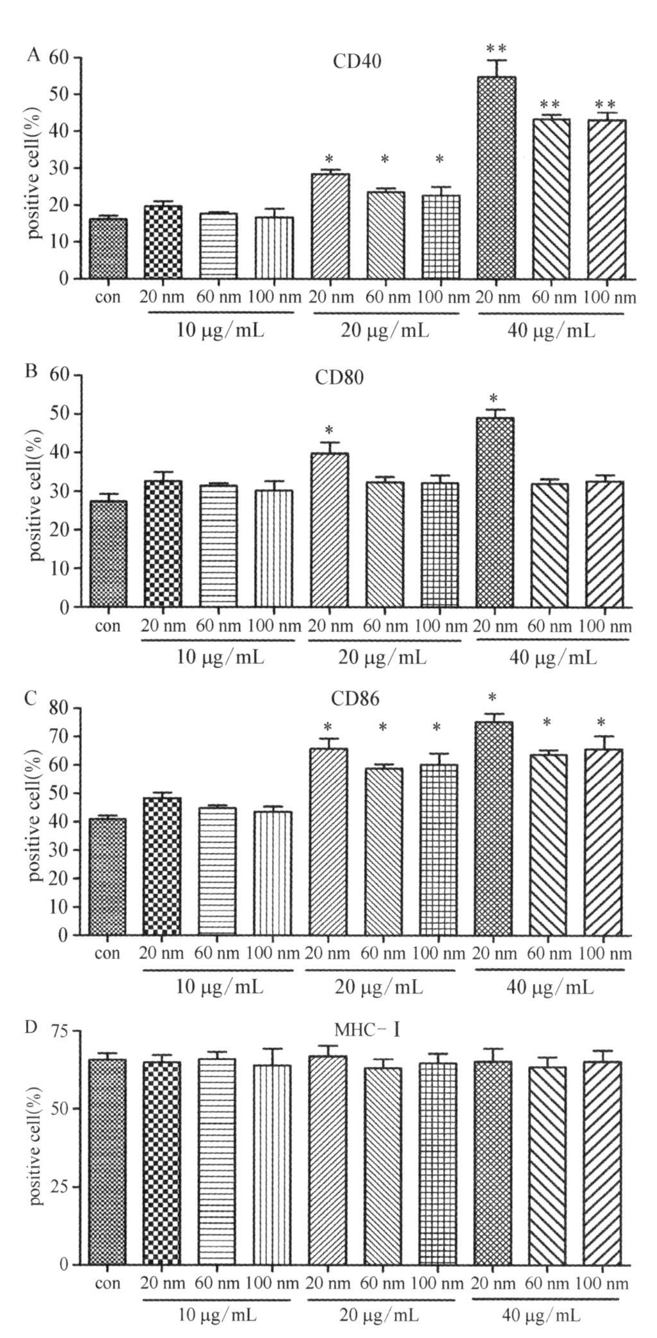

图 5-2　流式细胞仪检测不同纳米粒径的 LDH 对 DC 表达相应共刺激分子的影响

A：CD40；B：CD80；C：CD86；D：MHC-Ⅰ

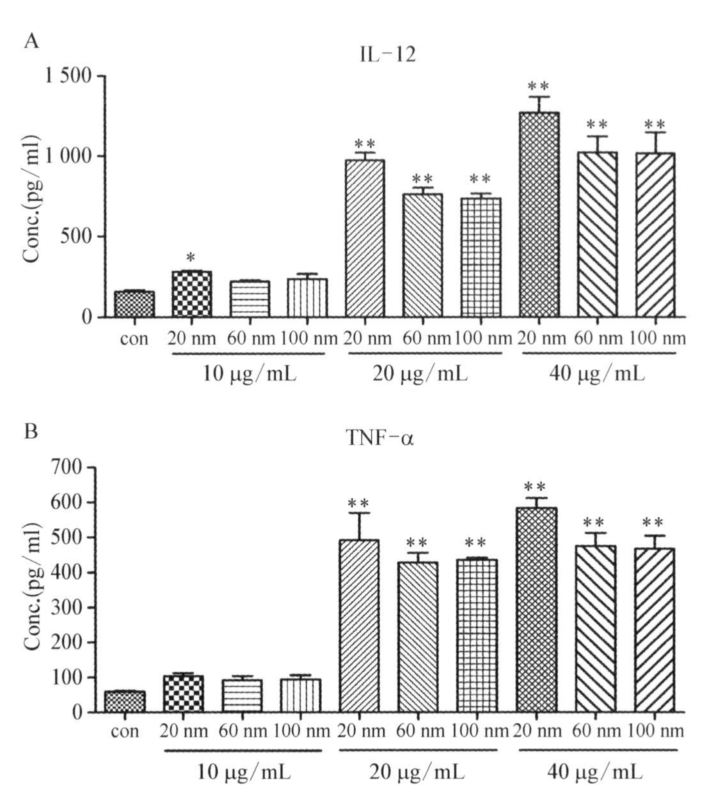

图 5-3 不同纳米粒径的LDH对树突状细胞表达细胞因子的影响

之间区别不大，没有统计学意义。以上结果提示，粒径为20 nm R1比较与其他两种粒径的R1对IL-12和TNF-α的分泌略有提高，但提高的幅度不明显。

以上结果和以往的研究比较一致，即粒径越小的纳米颗粒对细胞的功能作用越明显。结合第3章、第4章结果，基本可以排除粒径大小不同对树突状细胞功能影响所显示出来的差异与纳米材料本身结构和表面电位有关。因此我们可以初步推断，和LDH结合并发挥作用的受体可能在胞内，因为只有进入胞内的R1越多，其对树突状细胞的刺激效应也越强。正如结果5-1所示，粒径小的R1进入胞内的数量越多。

5.4.4　不同纳米粒径 R1 对小鼠树突状细胞趋化效应的影响

在第 3 章中我们已经发现 60 nm 左右的 R1 可以上调表达树突状细胞表面的共刺激分子 CCR7，并且增强了树突状细胞对趋化因子 CCL21 的趋化效应。在本章我们要继续观察不同纳米粒径 R1 对增强树突状细胞的趋化效应影响的关系。我们首先将不同纳米粒径 R1 与树突状细胞共育 24 h 后分离树突状细胞做趋化实验。结果表明，与对照相比，三种纳米粒径 R1 均增强了树突状细胞对趋化因子 CCL21 的趋化效应，并且此趋化效应具有浓度依赖性，随着 R1 浓度的增加，其趋化效应也逐渐增强。当三种纳米粒径 R1 浓度达到 40 μg/mL 时，粒径为20 nm、60 nm 和 100 nm 的 R1 平均趋化指数分别可达 3.18、2.55 和 2.53，其中粒径为 20 nm 的 R1 对树突状细胞的趋化作用比粒径为 60 nm 的 R1 和粒径为 100 nm R1 要强，这与前面的研究结果一致（图 5-4）。

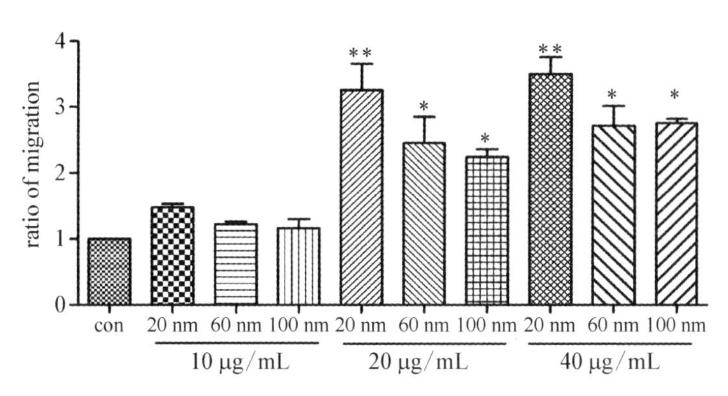

图 5-4　不同纳米粒径的 LDH 对小鼠树突状细胞的趋化作用

为了进一步阐明不同纳米粒径 R1 与 DC 表面的趋化因子受体 CCR7 表达的关系，在三种纳米粒径 R1 与树突状细胞共育 24 h 后，收集细胞，用流式细胞仪检测树突状细胞表面 CCR7 的表达情况。如图 5-5 所示，与趋化实验相一致的是，三种纳米粒径 R1 均可以上调树突状细胞表面 CCR7 的表达，并且呈现浓度依赖关系，在 R1 浓度是 20 μg/mL时，$CCR7^+$ 树突状细胞的百分比分别可达 56%、48%和 46% 左右。粒径为 20 nm 的 R1 与粒径为 60 nm 和 100 nm 的 R1 相比，更能上调 CCR7 的表达。

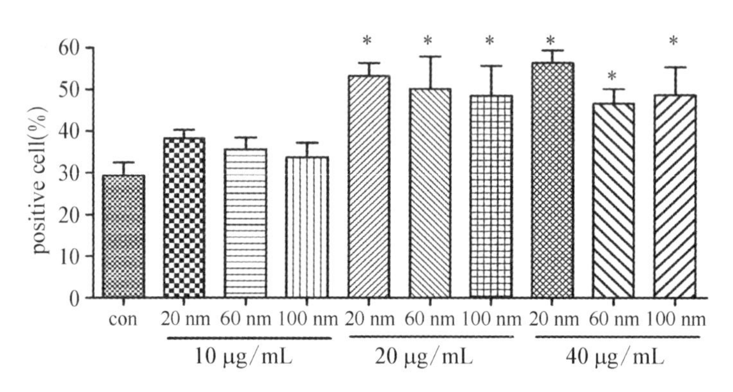

图 5-5 不同镁铝比例 LDH 对树突状细胞表面 CCR7 表达的影响

为了进一步验证树突状细胞趋化效应的影响和其可以上调树突状细胞表面 CCR7 表达有直接关系，与第 3 章一样，我们将 40 μg/mL，不同纳米粒径的 R1 与树突状细胞共育的同时，加入抗 CCR7 的中和抗体，另一组加入无关抗体作为对照。观察是否可以抵消 R1 增强树突状细胞趋化效应的作用。如图 5-6 所示，CCR7 中和抗体可以明显抑制三种纳米粒径 R1 对树突状细胞的趋化效应，和对照的无关抗体相比，具有统计学意义。

5.4.5 不同纳米粒径 R1 细胞作用的分子机制研究

如前所述，粒径更小的纳米颗粒易于进入胞内，而与 LDH 结合的受体可能存在于胞内，当此受体与 LDH 结合后，可以激活胞内的 NF-κB途径而影响树突状细胞的生物学功能。鉴于三种纳米粒径 R1 对树突状细胞无论是促成熟还是趋化效应并不一致，我们想更深层次研

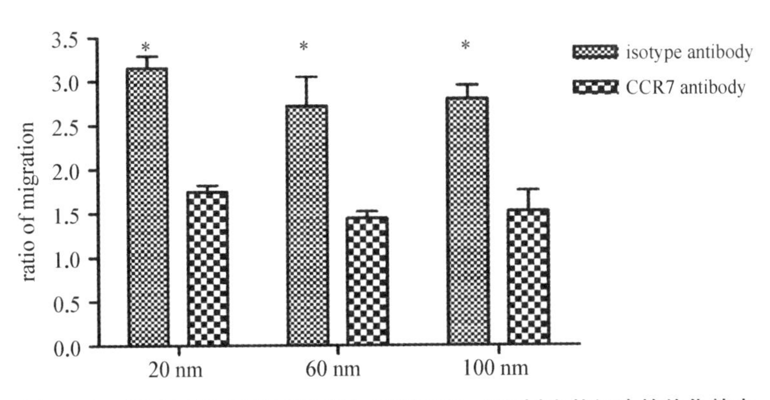

图 5-6　CCR7 中和抗体可以部分抑制 LDH 处理树突状细胞的趋化效应

究三种纳米粒径 R1 NF-κB 的调控是否也存在差别，为了验证这一假设，我们用不同浓度的 R1 和树突状细胞共育 24 h 后，收集树突状细胞并将其裂解，用 Western blotting 方法检测 NF-κB 和 Iκ-B 的表达。结果显示(图5-7，图 5-8)，三种纳米粒径的 R1 均可以上调树突状细胞 NF-κB 的表达，并且呈现明显的剂量依赖关系。粒径为 60 nm 和 100 nm 的 R1 对NF-κB表达的影响稍弱于粒径为 20 nm R1，与此相一致的是，在上调 NF-κB 表达的同时，三种纳米粒径的 R1 均下调 Iκ-B 的表达，同样有剂量依赖关系。在下调 Iκ-B 的表达影响方面，三种粒径 R1 没有显示明显的差别。结果提示，R1 对树突状细胞功能的影响是通过 NF-κB 这一信号传导通路。

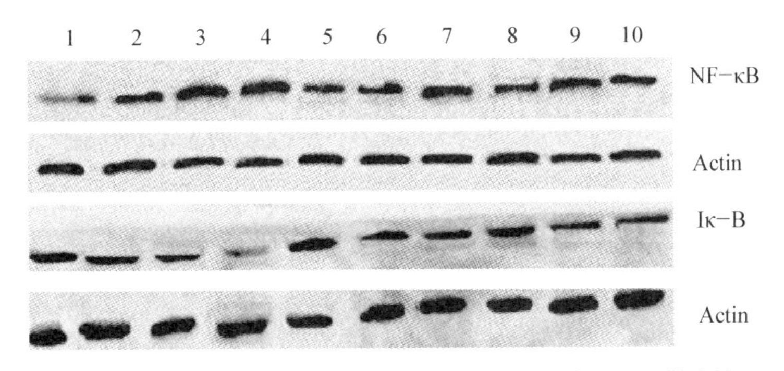

图 5-7　Western blotting 检测转录因子 NF-κB 和 Iκ-B 的表达

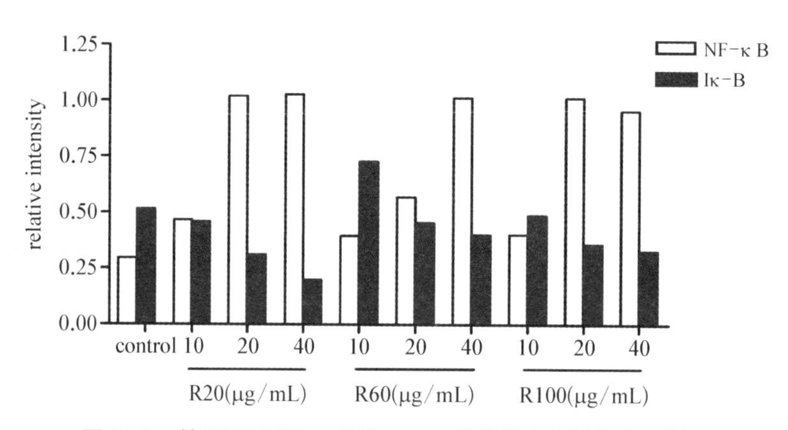

图 5-8　转录因子 NF-κB 和 Iκ-B 表达的半定量灰度扫描值

如第 3 章所述，我们用 MG132 这一对 NF-κB 信号通路较特异的抑制剂对 NF-κB 的功能进行干扰。在加入 R20、R60 和 R100 的同时(浓度均为 40 μg/mL)，我们再加入 MG132(浓度为 10 μg/mL)，作用 24 h 后，ELISA 检测 IL-12 和 TNF-α 的表达。如图所示，MG132 对 R1 所诱导的 TNF-α 上调表达有明显抑制效应，并且随着 MG132 浓度的增加这种抑制效应也随之增加，呈现剂量依赖关系(图 5-9)。MG132 对 R1 所诱

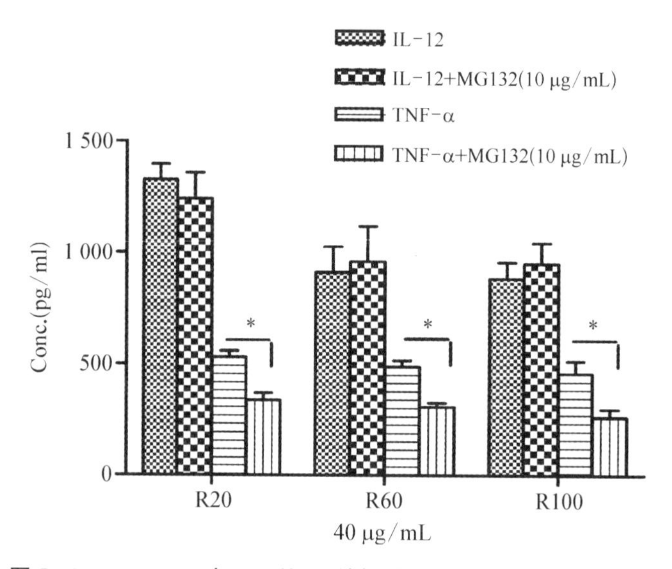

图 5-9　MG-132 对 LDH 处理后树突状细胞分泌细胞因子的影响

导的 IL－12 的表达抑制效应不明显。结果和第 3 章结果一致，因此可以进一步证实，R1 对树突状细胞功能的影响可能还涉及其他的信号分子。R1 在胞内可与之结合的受体可能影响多条信号分子来促进相关基因的表达。

5.5　本章小结

本章分别用纳米粒径是 20 nm、60 nm 和 100 nm 左右的 LDH(R1)对小鼠树突状细胞作用，观察不同纳米粒径的 LDH 对小鼠树突状细胞生物功能的影响，通过实验，我们得出以下结论：

(1) 纳米粒径越小，小鼠树突状细胞吞噬 LDH 的效率越高，20 nm 粒径的 LDH 比 60 nm 和 100 nm 的 LDH 更易于进入小鼠树突状细胞；

(2) 纳米粒径越小的 LDH 更能刺激树突状细胞，促进树突状细胞的活化，不管是树突状细胞表面的共刺激分子还是其分泌的细胞因子，在 20 nm 左右的 LDH 作用树突状细胞时表达更为强烈；

(3) 纳米粒径越小的 LDH 和纳米粒径稍大的 LDH 相比，更能提高小鼠树突状细胞对趋化因子的趋化效应，这与纳米粒径越小的 LDH 更能上调表达树突状细胞表面的 CCR7 的表达有直接关系；

(4) 纳米粒径越小的 LDH 能进一步促进胞内转录因子 NF－κB 的表达，同时减少 Iκ－B 的表达，应用 NF－κB 信号通路的阻滞剂 MG－132 可以部分抑制 IL－12 的表达，和第 3 章类似，说明，LDH 促进树突状细胞的成熟部分通过 NF－κB 这一信号传导通路。

本章研究发现为后续何种类型 LDH 作为 DNA 疫苗的载体奠定了基础。

第6章 LDH/DNA 复合物的制备和性质研究

6.1 概　　述

DNA 疫苗是将编码特异性抗原多肽或蛋白的基因构建在含有调控元件的表达性 DNA 质粒中，可直接导入机体并在机体内表达目的抗原多肽或蛋白，诱导机体产生针对目的蛋白的免疫应答以达到预防和治疗的目的。[138] DNA 疫苗和传统的减毒活疫苗、灭活疫苗以及蛋白亚单位疫苗相比，具有以下优点：① 所表达抗原的构象与天然抗原类似，对构象依赖性抗原尤为重要。② DNA 质粒的容量大小不同，可构建多价 DNA 疫苗。③ 和减毒活疫苗类似，在机体内既可诱导体液免疫反应也可诱导细胞免疫反应。④ 生产工艺应比较简单，成本低。正是基于上述理论上的优势，DNA 疫苗被寄予很大的希望，具有很好的应用前景。[138-141] 虽然 DNA 疫苗具有上述理论优势，但在实际应用中免疫效果仍然偏弱。究其原因，主要存在以下几个方面：① 裸 DNA 质粒在体内传输时很容易被体内存在的大量核酸酶降解，导致在体内存留时间过短；② 裸 DNA 质粒表面带负电荷，很难被 APC 摄取，转染效率很低；③ 裸 DNA 质粒本身刺激 APC 成熟能力非常有限。[142-144] 目前有很多提高 DNA 疫苗的策略，都是用来克服上述的 DNA 疫苗瓶颈。其中以纳米材料作为 DNA 疫苗的载体受到越来越多的关注。

纳米载体系统作为 DNA 疫苗控释和传输的载体，是一种新型的 DNA 疫苗的输送和控释体系。目前广泛研究和应用于疫苗的纳米载体材料主要有脂质体、多糖类、高分子聚合物（PLA/PLGA、壳聚糖、聚乙酯、PLL、γ-PGA 等）、固体脂质纳米粒等，[145-149] 总体来说纳米载体具有以下特点：除了可以保护 DNA 免受核酸酶降解外，由于粒径小，因此具有很好的渗透效应，可通过人体最小的毛细血管和生物膜屏障，和裸质粒 DNA 相比，更易于被组织或淋巴结中的抗原提呈细胞有效摄取，进而释放质粒 DNA，表达相应蛋白，经加工处理后被提呈到细胞表面。有些纳米材料还具备良好的对免疫细胞的刺激效应，可促进免疫细胞尤其是树突状细胞（树突状细胞）的成熟，从而增强机体对所搭载抗原的免疫应答。

通过前面的实验我们已经阐明，镁铝比例是 1∶1 时的 LDH 和纳米粒径是 20 nm 左右的 LDH 对树突状细胞有着很好的促成熟和刺激效应。这对应用于 DNA 疫苗的载体上非常有意义，又鉴于 LDH 所具有的缓释，对 pH 值敏感，生物相容性好等特性，提示我们 LDH 将是 DNA 疫苗的理想载体。本章主要探讨和研究了用镁铝比例是 1∶1 时的 LDH 和纳米粒径是 10 nm 左右的 LDH 来搭载 DNA，通过凝胶阻滞实验定性分析 LDH 与 DNA 结合作用，细胞转染实验说明了搭载 LDH 后相对提高了质粒的转染效率。为 LDH 作为 DNA 疫苗载体的应用方面提供了依据。

6.2 仪器与试剂

6.2.1 仪器

(1) TDL－5LM型离心机(湖南星科);

(2) TDL型CO_2培养箱(美国Thermo);

(3) SN－CT－1FD超净台(苏州净化);

(4) Forma－86C超低温冰箱(美国Motic);

(5) XW－80A涡旋混合器(上海医科大学仪器厂);

(6) TE2000－U显微镜(日本尼康);

(7) DYY－6C电泳仪(北京六一仪器厂);

(8) 164－5050凝胶成像系统(美国Bio－Rad)。

6.2.2 所用试剂

(1) 高纯氮(上海比欧西气体工业有限公司);

(2) 1640培养液(浙江吉诺);

(3) 小牛血清(浙江吉诺);

(4) Trypsin－EDTA(浙江吉诺);

(5) 无内毒素质粒大抽提试剂盒(天根);

(6) LB培养基(OXOID公司),Tris碱(USB公司),琼脂粉、SDS、EB、重蒸酚(上海化学试剂采购供应站);

(7) 核酸酶;

(8) 质粒pEG－GFP和pcDNA3－OVA由上海疾病控制中心乔滨博士提供;

(9) TAE(50×)缓冲液;上样缓冲液(6×);1%琼脂糖凝胶;EB溶

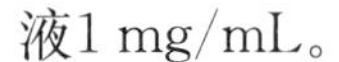

液1 mg/mL。

6.3　实验方法

6.3.1　菌种的复苏与冻存

取－70℃保存菌种 DH5α，迅速挑取少许冰冻样菌种于 2 mL LB 液体培养基中，以 280 r/min 的速度在 37℃摇床中振荡培养 6～8 h，而后接种于 LB 琼脂平板上，置于 37℃孵箱中培养。菌种冻存前，于 37℃ 280 r/min振荡培养 8～12 h 至最佳生长状态，加入已灭菌的纯甘油使其终浓度为 15％～20％，混匀分装立即于－70℃保存。

6.3.2　感受态细菌的制备和质粒的转化

接种一单菌落于 2 mL LB 培养液中，37℃摇床培养过夜，按 1∶100 比例取菌液至 100 mL LB 培养液，于 OD_{590} 为 0.4 时取出，将培养液分装至预冷无菌的 50 mL 聚丙烯管，于冰上放置 5～10 min，然后于 4℃ 1 100 r/min离心 5 min，细菌沉淀用 10 mL 0.1 M 预冷的 $CaCl_2$ 溶液重悬，于 4℃ 1 100 r/min 离心 5 min，弃沉淀，再用 10 mL $CaCl_2$ 悬浮菌体，冰上放置 30 min，4℃ 1 100 r/min 离心 5 min，用 2 mL 预冷的 0.1 M $CaCl_2$ 溶液重悬各管细菌，然后按每管 200 μL 分装于预冷的 1.5 mL Eppendorf 管，立即冻存于－70℃。转化过程如下：取适量质粒或连接 DNA，加入200 μL感受态中，混匀，冰浴 30 min，42℃热休克 90 s，立即置冰浴 5 min，加入 800 μL LB 培养液，37℃ 120 r/min 振荡培养 45 min，3 000 r/min离心3 min，弃上清，留约 100 μL 液体悬浮菌体，均匀涂布于含相应抗生素的 LB 平板上，37℃培养 16～20 h。

6.3.3 质粒DNA的小量抽提

自转化平板上挑取单菌落接种于含相应抗生素的2 mL LB液体培养基中，37℃ 280 r/min振荡培养14～16 h，以NaOH裂解法小量抽提质粒DNA：将1.5 mL菌液倒入1.5 mL Eppendorf管中，8 000 r/min离心1 min收集菌体，以100 μL Sol Ⅰ(50 mM葡萄糖，25 mM Tris - HCl，10 mM EDTA，pH 8.0)悬浮；加入200 μL新鲜配制的Sol Ⅱ(0.2 M NaOH，1% SDS)，充分混匀裂解菌体，冰浴10 min；加入150 μL预冷的Sol Ⅲ(3 M KAc，pH＝4.8)，轻柔而充分混匀，冰浴10 min，使质粒DNA复性；12 000 r/min离心5 min，上清移入另一1.5 mL Eppendorf管，加入2倍体积－20℃预冷的无水乙醇，充分混匀，－20℃放置20 min；15 000 r/min离心10 min，弃上清，室温干燥后以50 μL无菌三蒸水溶解，－20℃保存备用。

6.3.4 质粒DNA的大量制备

依照QIAGEN Plasmid Mega Kit说明进行：取－70℃冻存菌种接种于2 mL LB(Kan 100 μg/mL)液体培养基，37℃活化8 h，将活化的菌液按1∶500扩大培养至500 mL LB(Kan 100 μg/mL)液体培养基中，37℃ 280 r/min振荡培养15 h，6 000 g、4℃离心15 min，收集菌体，在4个高速离心管中各以12.5 mL预冷P1(50 mM Tris - HCl，10 mM EDTA/pH＝8.0，100 μg/mL RNase A)充分悬浮菌体，各缓慢加入12.5 mL P2(0.2N NaOH，1%SDS)，轻柔颠倒混匀4～6次，室温作用5 min，再缓缓加入12.5 mL预冷P3(3 M KAc pH＝5.5)，颠倒混匀4～6次，冰上放置20 min，20 000 g、4℃离心30 min，取上清20 000 g、4℃离心15 min，离心过程中将tip - 2500阴离子交换柱垂直固定，以35 mL QBT (750 mM NaCl，150 mM MOPS，pH＝7.0，15%异丙醇，0.15% Triton X - 100)过柱使其pH值平衡，将离心上清过柱，待液体自然流干

后，以 100 mL QC(1.0 mM NaCl，150 mM MOPS，pH=7.0，15%异丙醇)洗柱，最后以 35 mL QF 洗脱液(1.25 M NaCl，150 mM Tris-HCl，pH=8.5，15%异丙醇)将质粒 DNA 从柱上洗脱，分装于 2 个高速离心管，各加入 24.5 mL 异丙醇，颠倒混匀后 20 000 g、4℃离心 30 min，弃上清，以 7 mL 70%乙醇洗涤 DNA，再以 20 000 g、4℃离心 15 min，小心弃上清，以空气干燥约 10 min，最后以少量无菌生理盐水溶解 DNA。以紫外分光光度计测定 DNA 溶液的 OD260/OD280 比值，接近 1.9 时认为达到纯度要求，以 OD260=0.1 时 DNA 的含量为 50 μg/mL 计算 DNA 的浓度，将质粒 DNA 调整为 1 μg/μL，冻存备用。培养细菌：将带有 pEF-GFP和 $pcDNA_3$-OVA 质粒的大肠杆菌 DH5α 接种在 LB 琼脂培养基上，37℃培养 24～48 h。

6.3.5 LDH/DNA 复合物粒径和 Zeta 电位测定

样品粒径分布的检测使用 LS230 型激光粒度仪，用于纳米材料平均水合粒径和粒径分布的测定，使用稀释的纳米材料水相分散液。Zeta 电位采用英国 MARLVEN 公司的 Zetasizer 3000HS 进行表征，使用时用稀释的纳米材料水相分散液。

6.3.6 质粒 DNA 与 LDH 的结合及酶保护实验

按第 2 章所述方法制备镁铝比例是 1∶1 时的 LDH 和纳米粒径是 20 nm 左右的 LDH，分别配制浓度为 400 μg/mL、200 μg/mL、100 μg/mL 和 50 μg/mL 的纳米材料后与 DNA(200 μg/mL)以体积比 1∶1 轻轻振荡混合均匀，在室温条件下使其充分结合 1 h。因为 DNA 的碱基外层与磷酸基团链接，因此 DNA 带有负电荷，而前期制备的 LDH 纳米材料经 Zeta 电位检测后都带有正电荷且电位都在 35 mV 左右，因此纳米材料和 LDH 可以通过正负电荷相互作用很好地结合，产物进行琼脂糖凝胶电泳鉴定。

体内组织间隙的核酸酶及细胞内溶酶体对于外源 DNA 有降解作用,是妨碍外源基因表达的障碍之一。良好的基因转运载体应该具备保护外源 DNA 免受机体内酶消化的功能。纳米颗粒基因转运载体对所携带 DNA 具有保护作用,我们采用 DnaseⅠ消化作用来检测,产物进行琼脂糖凝胶电泳分析。取裸 DNA 和不同纳米粒径的 LDH 与 DNA 复合产生 LDH/DNA 复合物适量(约含 DNA 30 μg),加入 150 μL Tris-HCl(50 mM, pH 7.6)缓冲液和 80 μL $MgSO_4$(10 Mm)溶液,加入 20 μL DnaseⅠ(5 μg/mL)溶液混合,置于 37℃水浴 30 min,立即加入 10 μL EDTA(100 mM)溶液,孵育 15 min 使 DnaseⅠ失活。最后加入 20 μL肝素溶液,室温孵育 2 h,使复合物完全解离。样品进行电泳分析。琼脂糖电泳,考察 DNA 的降解情况。

6.3.7 LDH/DNA 复合物体外对树突状细胞的转染效率

DNA 疫苗要发挥作用的第一步就是要能有效被树突状细胞摄取,为了观察 LDH/DNA 复合物是否能更为有效被小鼠原代树突状细胞吞噬,本实验用 LDH 作为载体与 DNA 绑定后研究该体系对细胞转染的影响。材料的制备:配制一定浓度的 LDH 溶液后与带有绿色荧光蛋白的质粒 DNA 通过表面电荷的作用,经过特定时间后结合。

1) 原代树突状细胞培养:详见第 3 章。

2) 细胞转染:

(1) 取 12 孔培养板,向每孔中加入 1 mL 含 5×10^5 个细胞,37℃ CO_2 培养至 60%~70%汇合时。

(2) 在试管中配制 LDH-DNA 复合物方法如下:取 200 μg/mL 的 LDH 与 DNA(200 μg/mL)以体积比 1∶1 轻轻振荡混合均匀,在室温条件下使其充分结合 1 h 后将形成的复合物加入细胞培养板中。

(3) 8 h 后吸去培养基与 DNA 复合物，加入完全培养基，37℃ CO_2 培养 24～48 h。

(4) 荧光显微镜观察。

6.4　结果与讨论

6.4.1　LDH/DNA 纳米复合材料层间距的测试结果

如图 6-1 所示 LDH/DNA 在 2θ 位于 11.6°处存在衍射峰，与初产物 LDH 一致，说明 DNA 分子通过离子交换法未能完全交换出原先内层所含的阴离子，LDH 能够通过表面层板上正电荷与 DNA 分子所带负电荷静电结合，而不是通过 DNA 插层进入 LDH。

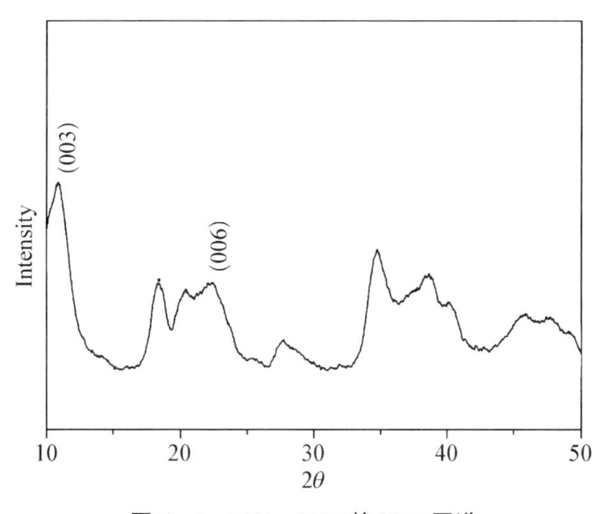

图 6-1　DNA-LDH 的 XRD 图谱

6.4.2　LDH/DNA 纳米复合材料粒径分布和 Zeta 电位

通过粒径分布和 Zeta 电位测试结果表明，LDH/DNA 复合材料的平均粒径是88.9 nm,在水溶液中粒子就有一定的宽度分布。所带的平均电荷数为17.4 mV,这比此前所检测的单纯LDH所带的电荷数要低,由于DNA大分子自身带有负电荷,因此DNA的加入使得原本带有正电荷的电荷数有所减低(图6-2),但总的来说此复合物仍带有正电荷,仍然有利于它与细胞表面的接触。

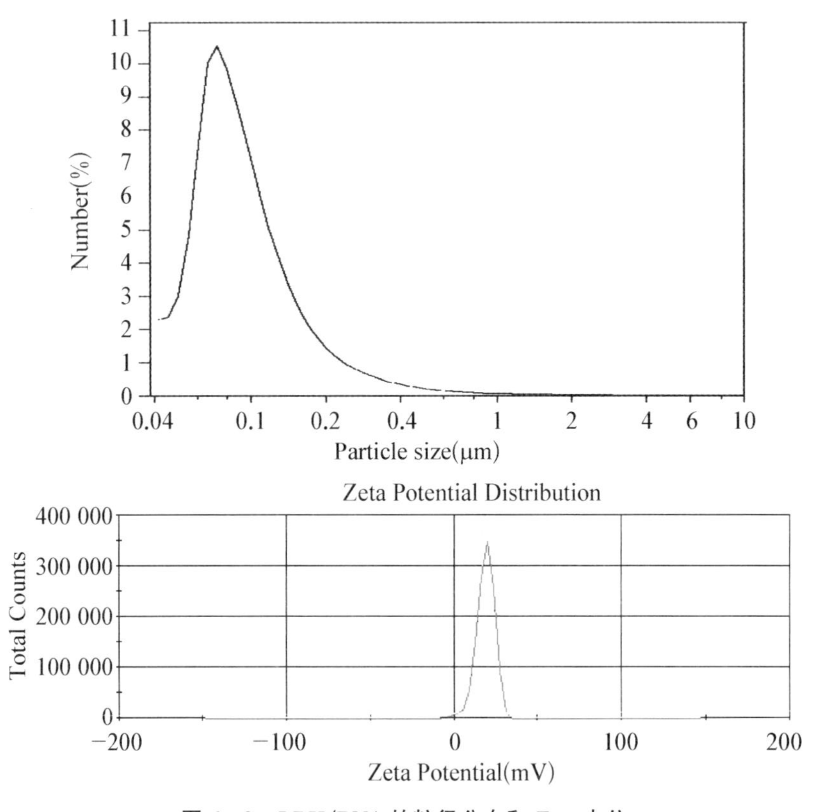

图6-2 LDH/DNA的粒径分布和Zeta电位

6.4.3 LDH纳米材料与质粒DNA的结合及酶保护实验

镁铝比例是1∶1时纳米粒径是20 nm左右的LDH(R20)分别配制浓度为400 μg/mL、200 μg/mL、100 μg/mL和50 μg/mL的纳米材料后与 DNA 以体积比 1∶1 轻轻振荡混合均匀，在室温条件下使其充分结合1 h后进行凝胶电泳观察结合情况。从图 6－3 中结果可以分析出不同纳米粒径的 LDH 纳米材料对质粒 DNA 都有很好的结合，在 LDH 纳米材料在 200 μg/mL 时，基本就可以全部和质粒 DNA 结合。随着纳米材料浓度增大，结合量也逐渐增大。

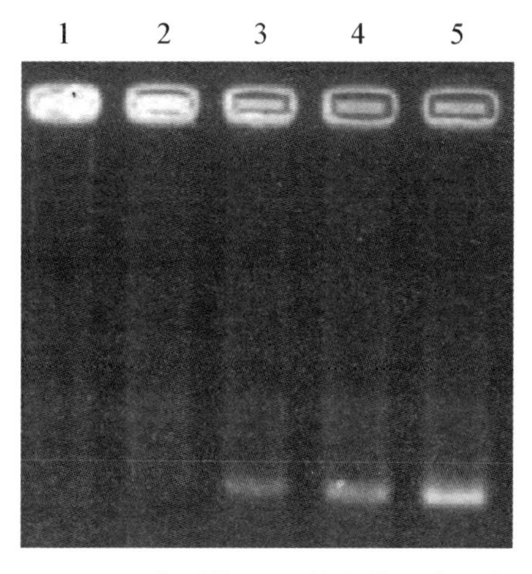

图 6－3　LDH 与质粒 DNA 结合的凝胶阻滞实验

1：LDH 浓度为 400 μg/mL 的 LDH 与质粒 DNA 的结合；
2：LDH 浓度为 200 μg/mL 的 LDH 与质粒 DNA 的结合；
3：LDH 浓度为 100 μg/mL 的 LDH 与质粒 DNA 的结合；
4：LDH 浓度为 50 μg/mL 的 LDH 与质粒 DNA 的结合；
5：对照质粒 DNA。

酶保护实验结果表明(图 6－4)，LDH 纳米载体可使所负载的质粒 DNA 具有抵抗核酸酶降解的能力。LDH－DNA 中的 DNA 在 37℃，Dnase Ⅰ存在下消化 30 min 后仍然保持结构的完整性，而裸 DNA 在同样条件下 30 min 即被完全降解。可见，LDH 纳米颗粒基因转运系统对外源质粒 DNA 可提供完全的保护作用，使 DNA 结构保持完好，从而确保其载体内可能得以正常的表达。

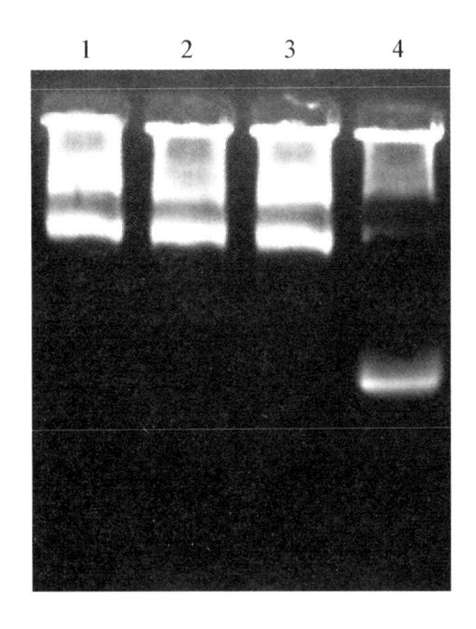

图 6-4　LDH 与 DNA 结合后经 Dnase Ⅰ 消化后的 DNA 电泳图谱

1：质粒 DNA；
2：LDH-DNA 结合纳米粒子；
3：LDH-DNA 经 Dnase Ⅰ 消化后；
4：裸质粒 DNA 经 Dnase Ⅰ 消化后。

6.4.4　LDH/DNA 复合物体外转染树突状细胞

LDH 表面带有正电荷，可以结合质粒 DNA，并通过纳米粒子-DNA 复合物表面所携带的阳离子与细胞膜上带负电荷的糖蛋白及磷脂相互作用而引发细胞对其的内吞作用，从而进入胞质。如图 6-5 所示 LDH-DNA 转运报告基因质粒进入树突状细胞，通过在荧光显微镜下观察就有绿色荧光的细胞，经过 12 h 和 24 h 后的观察发现搭载过载体的 LDH-DNA 转染效率比单纯 DNA 转染效率有明显的提高。随着时间的延长转染效率也明显提高，绿色荧光蛋白的表达量和强度也明显提高，说明纳米载体 LDH 可以显著促进 DNA 的转染效率。但是由于转染条件控制得不是十分理想，虽然对比明显但整体的转染效率并不是很

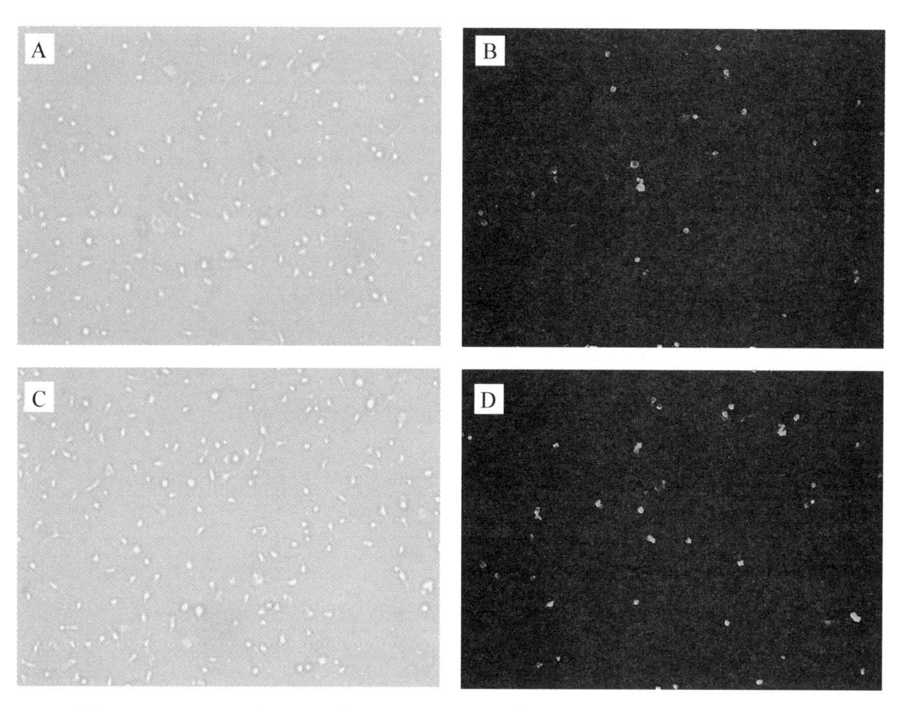

图 6-5　12 h(B)和 24 h 后(D)LDH-DNA 转染的原代树突状细胞，A，C 为对应白光下的细胞形态

高，需要实验条件的进一步优化，包括转染时加入 DNA 的量，LDH 与 DNA 的结合量，合适大小的纳米载体的粒径[150]等等，很多因素都会影响转染的效率。

6.5　本 章 小 结

纳米基因载体具有生物相容性好，自身稳定性好，化学结构和粒度大小可控的优势，可以传递较大的 DNA 片段，并通过化学手段控制基因的释放速度。前面的研究我们已经确定了镁铝比例是 1∶1，纳米粒径是 20 nm 左右的 LDH 对小鼠树突状细胞刺激作用最强，最适合用来作为 DNA 疫苗的载体。本章探索了 LDH 纳米材料作为 DNA 疫苗载体的制备及其性质和应用。

(1) LDH 纳米材料对质粒 DNA 都有很好的结合,并且浓度较大的纳米材料的结合量更大。LDH 纳米载体可使所负载的质粒 DNA 具有抵抗核酸酶降解的能力,使 DNA 结构保持完好,从而确保其载体内可能得以正常地表达。

(2) 进一步地通过 XRD 和 Zeta 电位分析 DNA 是吸附于 LDH 纳米材料的表面,吸附有 DNA 的 LDH 表面仍带有正电荷,这有利于 LDH/DNA 复合物对细胞的转染效应。

第7章 LDH/DNA疫苗体内免疫效果研究

7.1 概　　述

DNA疫苗以其所表达抗原的构象与天然抗原类似,可诱导体液免疫和细胞免疫反应,生产工艺应比较简单,成本低等优点成为今后疫苗研发的方向。在前一章的研究中,我们已经成功地制备了LDH/pEG-GFP和LDH/pcDNA$_3$-OVA的复合物,并对它的基本特性做了进一步的表征。同时在体外的转染实验中,我们也观察到LDH/DNA复合物可以很好地被树突状细胞所吞噬。

在这一章的研究中,我们选用小鼠的黑色素瘤为动物模型,以此来观察以LDH为载体的DNA疫苗体内抗肿瘤免疫效果。在此,我们选用的模式抗原是卵清蛋白(OVA)。在建立小鼠肿瘤模型之前,首先建立稳定表达OVA的小鼠黑色素瘤细胞系B16-OVA。在对小鼠用LDH/DNA复合疫苗免疫后,我们将从以下几个方面来评价此复合疫苗的免疫效果:① 用B16-OVA细胞系攻击免疫后的小鼠,观察荷瘤小鼠的肿瘤生长情况和小鼠的生存期;② 定期从免疫后小鼠眼眶采血,检测免疫小鼠血清中特异性抗OVA的抗体的产生;③ 取免疫后小鼠的脾脏细胞，体外观察OVA特异淋巴细胞的增殖和CTL细胞的杀伤效应；④ 为观测LDH/DNA复合疫苗的治疗效应，先用B16－OVA给小鼠荷瘤，再用相应的疫苗免疫小鼠，同样观察免疫后小鼠的肿瘤生长情况和生存期。

为了进一步提高疫苗在体内的靶向性和免疫效果，我们将给LDH/DNA复合物和CpG混合连用。CpG是存在于细菌基因组中的DNA序列，它是一种具有“危险信号”的模式分子，它可以特异性地和树突状细胞表面的TLR9受体结合。CpG本身也具有佐剂样效应，经常与疫苗混合连用。

7.2 仪器与试剂

7.2.1 试剂、细胞和动物

(1) 质粒及蛋白：插有OVA全长基因序列的真核表达质粒pcDNA$_3$-OVA为上海疾病控制中心乔滨博士惠赠。OVA蛋白购自Sigma公司。

(2) 细胞株：B16F10为C57BL/6小鼠来源的黑色素瘤细胞株B16的亚系。EL4为C57BL/6小鼠来源的淋巴瘤细胞。B16F10复旦大学储以微教授惠赠。EL4细胞株为本室保存。

(3) 分子生物学常用试剂：LB培养基(OXOID公司)，Tris碱(USB公司)，琼脂粉、SDS、EB、重蒸酚(上海化学试剂采购供应站)。

(4) 小鼠：6～8周龄雌性C57BL/6(H－2^b)，体重16～18 g，购自中国科学院实验动物中心(SPF级)，清洁级饲养于同济大学实验动物科学部。

(5) 细胞培养试剂及材料：细胞培养基RPMI 1640、DMEM (Dulbecco's modified Eagle's medium)(Gibco BRL公司)；L－谷氨酰胺

(L-Glutamine)(政翔化学试剂研究所),三抗(氨卞青霉素钠、硫酸链霉素、丁氨卡那霉素)(上海第四制药厂);小牛血清/NBS(华美生物公司),胎牛血清/FBS(Hyclone公司);Con A(刀豆蛋白A)(华美生物公司);24孔板、35 mm六孔板(Costar公司);尼龙指套(上海医用材料厂);一次性塑料培养皿(100 mm和35 mm直径)和96孔细胞培养板(Costar公司)。

(6) 免疫学试剂和材料:检测IFN-γ和IL-4的ELISA试剂盒购自Pharmingen公司。HRP标记羊抗小鼠IgG(Southern Biotech公司);丁哌卡因(Sigma公司);戊巴比妥钠(佛山市化学试剂厂);5 mL和1 mL无菌注射器(米沙瓦医科工业有限公司)。培养DC所需的细胞因子GM-CSF、IL-4购自美国Peprotech公司。

(7) CFSE为特异性结合于细胞膜的染料(美国Molecular Probes公司)。用DMSO调CFSE浓度至0.5 μmol/L,配成储存液,-20℃避光保存。

7.2.2 主要实验仪器

(1) TDL-5LM型离心机(湖南星科);

(2) TDL型CO_2培养箱(美国Thermo);

(3) SN-CT-1FD超净台(苏州净化);

(4) Forma-86C超低温冰箱(美国Motic);

(5) XW-80A涡旋混合器(上海医科大学仪器厂);

(6) TE2000-U显微镜(日本尼康);

(7) DYY-6C电泳仪(北京六一仪器厂);

(8) 164-5050凝胶成像系统(美国Bio-Rad);

(9) 流式细胞检测仪(BD公司、FACSCalibur);

(10) PCR扩增仪(北京东盛生物科技公司)。

7.3 实验方法

7.3.1 质粒DNA的大量制备

详见第6章。

7.3.2 LDH/DNA疫苗复合物的制备

LDH/pEF-eGFP和LDH/pcDNA$_3$-OVA复合物的制备详见第6章。

7.3.3 质粒的体外转染和稳定转染细胞株的建立和鉴定

按照Lipofectamine2000真核转染试剂盒说明进行,细胞培养于完全DMEM培养基中,转染前一天以3×10^5 B16细胞加入35 mm六孔板中,待细胞密度达到70%~80%融合时进行转染。取10 μL Lipofectamine2000加到90 μL不完全DMEM培养基中(溶液A);取2 μL(2 μg)经Qiagen纯化试剂盒纯化的质粒(溶液B);将溶液A加入溶液B中,轻轻混匀,室温作用20 min促进复合物的形成。同时,吸取细胞培养上清,以Hank's液洗涤细胞一次,将A、B复合物逐滴加到六孔板中,再加800 μL不完全DMEM培养基,混匀。37℃、5% CO_2条件下培养5 h后,加入完全RPMI1640培养基继续培养。于转染后48 h,将细胞按1∶10传代,并加入含800 μg /mL G418的新鲜培养液,每隔3~4天换液,直至出现G418抗性细胞克隆,收集抗性细胞,有限稀释后加入96孔平底细胞培养板,使每孔细胞分别达5个、1个、0.5个和0.25个,置CO_2孵箱培养。定期观察每孔细胞的生长及细胞克隆数,2周后将呈单克隆生长的细胞转种24孔板进行扩增培养。收获扩增后的单克隆细胞用RT-

PCR 检测 OVA 的表达。冻存备用。

7.3.4　RT-PCR 检测 OVA 蛋白的 mRNA 表达

将含有 10^6 细胞的悬液 1 500 r/min 离心 5 min，彻底弃去细胞上清，用枪头打散细胞后，再加入 600 μL TRIZOL 裂解液，并立即混匀。然后，迅速用带针头的一次性 2 mL 注射器抽吸裂解物 5～10 次(样品必须迅速裂解)。再加入 300 μL 氯仿：异戊醇(49：1)混匀。0～4℃静置 15 min后，14 000 g 高速离心 10 min(静置时间长，可提高得率)。移上层水相至新的 1.5 mL 离心管，加入 600 μL 异丙醇，震荡混匀。－20℃静置30 min后，再次高速离心 20 min，小心地弃去上清。加入 1 mL 75%乙醇，震荡片刻，10 000 g 离心 15 min，小心地弃去上清。最后室温静置 15 min，使 RNA 充分干燥，加入经 DEPC 处理过的无菌水，溶解 RNA，－70℃保存。然后进行 RT，即将 RNA 逆转录为 cDNA：4 μL RNA 与 1 μL OligodT 混匀，轻轻地甩一甩，70℃ 5 min 变性，然后加入 5 μL dNTP、5 μL Buffer、0.5 μL Rasin、1 μL 逆转录酶和 8.5 μL 经 DEPC 处理的无菌水，总体积为25 μL，震荡混匀，42℃ 延伸 60 min，再 70℃ 10 min，最后 4℃。合成的 cDNA 再进行常规 PCR：cDNA 5 μL、Mg^{2+} 0.75 μL、dNTPs 0.5 μL、forward primer 0.5 μL、reverse primer 0.5 μL、Buffer 2.5 μL、Taq 酶 0.25 μL 和无菌水 15 μL，总体积为 25 μL，震荡混匀然后轻轻地甩一下。PCR 扩增产物：94℃变性 50 s，59℃退火 50 s，72℃延伸 50 s，35 个循环。

将扩增的产物进行 1.2%琼脂糖凝胶电泳，应用 UV-2000 紫外图像分析系统比较目的基因 OVA 的表达。

7.3.5　小鼠经腹股沟皮内基因注射

用 1 mL 注射器将前述所制备的 LDH/DNA 疫苗复合物多点地注入小鼠腹股沟皮内(每只小鼠注射 100 μg 质粒 DNA 或者相当于 100 μg

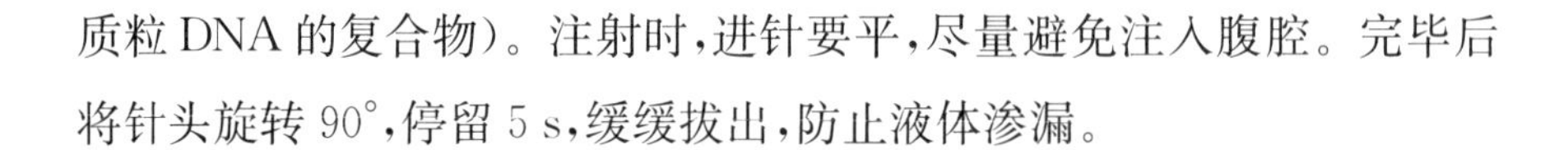

质粒 DNA 的复合物)。注射时,进针要平,尽量避免注入腹腔。完毕后将针头旋转 90°,停留 5 s,缓缓拔出,防止液体渗漏。

7.3.6 小鼠免疫流程

(1) 保护性实验:在第 0,14,28 天连续三次分别在小鼠腹股沟皮内注射,在小鼠的左后腿腹股沟处皮内分别注射 100 μg pcDNA3 - OVA、相当于 100 μg 质粒的 LDH/pcDNA3 - OVA 及 LDH/pcDNA3 - OVA + CpG 质粒。在末次免疫后一周,用 B16 - OVA 对其进行攻击。

(2) 治疗性实验:在接种 B16 - OVA 6 天后,在第 3,7,11 天连续三次分别用上述 DNA 疫苗或者 LDH/DNA 复合物免疫小鼠。

7.3.7 LDH/DNA 复合物体内腹股沟淋巴结中树突状细胞的转染检测

将 PBS、100 μg 质粒 pEF - GFP、相当于 100 μg 质粒的 LDH/pEF - GFP 及 LDH/pEF - GFP+CpG 质粒在小鼠腹股沟皮内注射。在注射12 h 后,分别处死各免疫组小鼠,取小鼠腹股沟淋巴结,用注射器针芯将淋巴结研磨成单细胞悬液。用 ACK 红细胞裂解液后,PBS 充分洗涤两次后加入 PE 标记的抗小鼠 CD11c 抗体,4℃放置 40 min 后,PBS 充分洗涤两次后,将细胞重悬流式细胞检测管中,上流式细胞仪检测。收集的细胞经 FSC 和 SSC 在二维 Dot - plot 图中划出淋巴细胞区,然后对树突状细胞作 FITC 荧光强度检测,数显示于 FL1 散点图中。每份样本获取20 000 个细胞,CellQuest 软件分析吞噬不同免疫组腹股沟淋巴细胞中吞噬有 pEF - GFP 质粒的树突状细胞占整个淋巴结淋巴细胞的百分比。

7.3.8 特异性抗体的检测

自眼眶内静脉按期采集各组小鼠全血,4℃放置,5 000 r/min 离心

10 min收集血清，采用常规 ELISA 检测免疫小鼠血清特异性抗体，以纯化蛋白(OVA 1 μg/mL，100 μL/孔)包被 96 孔酶标反应板，置湿盒中，37℃放置 1 h，4℃过夜。测血清标本之前以 0.01 M PBST(pH＝7.4，0.05% Tween－20)洗涤三次，每次 3 min；以含 5%山羊血清和 5%小牛血清的 PBST 封闭，37℃作用 1 h，以 0.01M PBST 洗涤三次，每次 3 min；小鼠血清以 0.01 M PBST 稀释后加入孔中，37℃作用 1 h，以 0.01 M PBST 洗涤三次，每次 3 min；加入以 0.01 M PBST 稀释的 HRP 标记羊抗小鼠 IgG，37℃作用 1 h，0.01 M PBST 洗涤三次，每次 3 min；OPD 显色，1M H_2SO_4终止反应，测 OD_{490}值。

7.3.9 特异性抗体亲合力的检测

纯化蛋白(100 μL/孔)包被 96 孔酶标反应板，置湿盒中，37℃放置 1 h，4℃过夜。测血清标本之前以 0.01 M PBST(pH＝7.4，0.05% Tween－20)洗涤三次，每次 3 min；以含 5%山羊血清和 5%小牛血清的 PBST 封闭，37℃作用 1 h，以 0.01 M PBST 洗涤三次，每次 3 min；小鼠血清以0.01 M PBST 稀释后加入孔中，37℃作用 1 h，以 0.01 M PBST 洗涤三次，每次 3 min；加入不同稀释浓度的硫氰酸钠室温共孵育15 min (0，0.5，1，1.5，2，2.5，3 mol/L)，以 0.01 M PBST 洗涤六次，每次 3 min；加入以0.01 M PBST 稀释的 HRP 标记羊抗小鼠 IgG，37℃作用 1 h，0.01 M PBST 洗涤三次，每次 3 min；OPD 显色，1 M H_2SO_4终止反应，测 OD_{490}值。

7.3.10 淋巴细胞转化试验

三次免疫后一周无菌取小鼠脾细胞，Tris－NH_4Cl 破坏红细胞并洗涤，调整细胞浓度至 5×10^6/mL，加入 96 孔平底板，100 μL/孔，同时加入特异性抗原(不同稀释浓度)、Con A(终浓度为 5 μg/mL)或 1640 完全培养液各 100 μL,置 37℃ CO_2 孵箱培养 3 天。在收获细胞前 8 h 每孔加入 MTT,继续培养。最后离心,吸干培养液,每孔加入 100 μL DMSO,静置 5 min 后,酶标仪进行读数。

7.3.11 刺激指数(*SI*)计算公式

$$SI=实验组 OD 值/(脾细胞+1640)OD 值。$$

7.3.12 黑色素瘤荷瘤小鼠模型的建立

收获对数生长期的肿瘤细胞 B16-OVA,生理盐水洗 3 次,计数并稀释成不同浓度的细胞悬液(浓度为:5×10^5 个细胞/mL),于小鼠腹部皮下注射上述细胞悬液,每个接种点注射 100 μL 体积,每天观察小鼠注射部位实体瘤的形成情况并测量实体瘤的大小,肿瘤面积=(长×宽)。

7.3.13 肿瘤细胞攻击实验

在末次免疫后一周收获特异性肿瘤细胞 B16F10 并调整至 5×10^5 个细胞/mL 浓度,于小鼠右腹股沟部位两侧皮下接种 100 μL 体积细胞悬液,定期观察并记录小鼠实体瘤的形成情况,具体方法同前。同时记录小鼠的生存情况。

7.3.14 细胞因子 IFN-γ 和 IL-4 的检测

三次免疫后一周无菌取小鼠脾细胞,Tris-NH_4Cl 破坏红细胞并洗涤,调整细胞浓度至 2×10^6/mL,加入 24 孔平底板,1 mL/孔,同时加入特异性抗原(不同稀释浓度)、Con A(终浓度为 5 μg/mL)或 1640 完全培养液各 1 mL,置 37℃ CO_2 孵箱培养 48 h 后,收集细胞培养上清,ELISA 检测其中 IFN-γ 和 IL-4 的含量。ELISA 操作步骤严格按照试剂盒说明书进行,具体如下:首先用捕获抗体包被 96 孔酶标反应板,

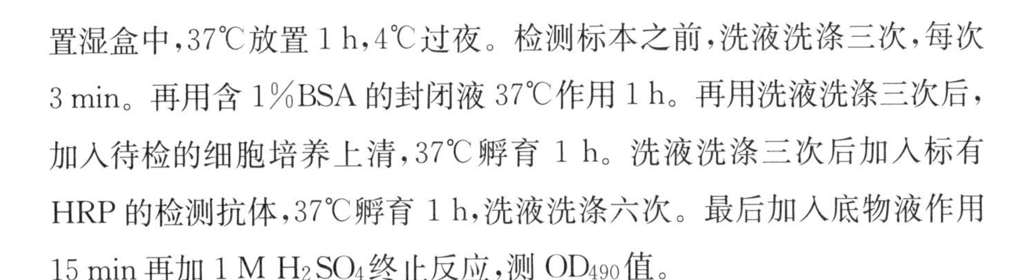
置湿盒中，37℃放置 1 h，4℃过夜。检测标本之前，洗液洗涤三次，每次 3 min。再用含 1%BSA 的封闭液 37℃作用 1 h。再用洗液洗涤三次后，加入待检的细胞培养上清，37℃孵育 1 h。洗液洗涤三次后加入标有 HRP 的检测抗体，37℃孵育 1 h，洗液洗涤六次。最后加入底物液作用 15 min 再加 1 M H_2SO_4终止反应，测 OD_{490}值。

7.3.15　CTL 杀伤实验

三次免疫后一周无菌取小鼠脾细胞，Tris－NH_4Cl 破坏红细胞并洗涤，调整细胞浓度至 2×10^6/mL，加入 24 孔平底板，1 mL/孔，再加入丝裂霉素 C 灭活的 B16F10 细胞以 100∶1 的比例共同培养 4 天，即为 B16F10 特异性活化脾细胞。根据文献（Yu, et al.，2003）用 CFSE（终浓度 5 μM）标记活化的脾细胞作为效应细胞，以 80∶1、40∶1、20∶1、10∶1 的比例与 1×10^4 的 B16F10 靶细胞混合后加入 96 孔板，终体积 200 μL。37℃作用 6 h 后收集细胞，加入 20 μL 7－AAD(20 ng/mL)4℃作用 30 min，流式细胞仪检测靶细胞凋亡情况。

7.3.16　统计学处理

本实验数据采用 SPSS 软件处理，应用 ANOVA one-way 进行检验。以 $P<0.05$ 为差异显著。

7.4　结果和讨论

7.4.1　稳定转染细胞株的筛选和建立

采用 Lipofectamine™2000 将 pcDNA3－OVA 质粒转染小鼠黑色素瘤 B16 细胞，于转染后 24～48 h 加入 800 μg/mL G418 进行筛选，筛

选第 15 天前后开始出现抗性集落细胞生长。收集 pcDNA3 - OVA 质粒转染的抗性细胞,加入 96 孔细胞板进一步进行细胞克隆的筛选,经过 2～3 周 G418 继续选择培养,获得了稳定转染细胞株 B16 - OVA。通过 RT - PCR 方法检测 OVAmRNA 的表达,结果显示,B16 - OVA 内 OVA 的 mRNA 显著升高(图 7 - 1),而未转染 pcDNA3 - OVA 质粒的 B16 细胞几乎不表达 OVA 的 mRNA。表明 OVA 真核全长质粒在 B16 细胞内有效地表达转录。我们成功地建立了稳定表达 OVA 的 B16 细胞系。

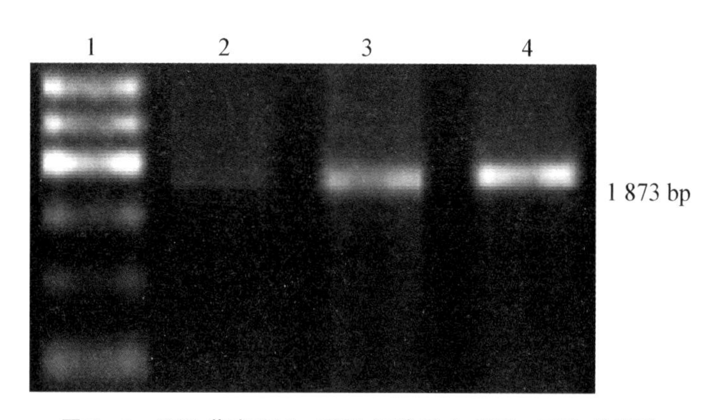

图 7 - 1　PCR 鉴定 B16 - OVA 细胞系中 OVAmRNA 的表达

Lane 1：DNA marker；
Lane 2：未转 OVA 基因的 B16；
Lane 3：稳定转染 OVA 基因的 B16；
Lane 4：稳定转染 OVA 基因的 B16。

7.4.2　LDH/DNA 复合物在腹股沟淋巴结树突状细胞中的转染效果

用 1 mL 注射器将前述所制备的 LDH/DNA 疫苗复合物多点地注入小鼠腹股沟皮下(每只小鼠注射 100 μg 质粒 DNA 或者相当于 100 μg 质粒 DNA 的复合物)。注射 PBS 作为对照。正常饲养,在注射后 24 h

后拉颈处死，取小鼠腹股沟淋巴结，体外制备成单细胞悬液后，加入PE标记的抗CD11c抗体，PBS充分洗涤两次，重新加入1 mL PBS重悬淋巴细胞，上流式细胞仪检测。如图所示，和对照组相比，单纯注射质粒DNA组转染有GFP的CD11c+树突状细胞占整个淋巴结细胞总数是0.12%，没有明显的升高(图7-2，$P>0.05$)。而注射LDH/DNA疫苗复合物组，其淋巴结细胞中转染有GFP的CD11c+树突状细胞占整个

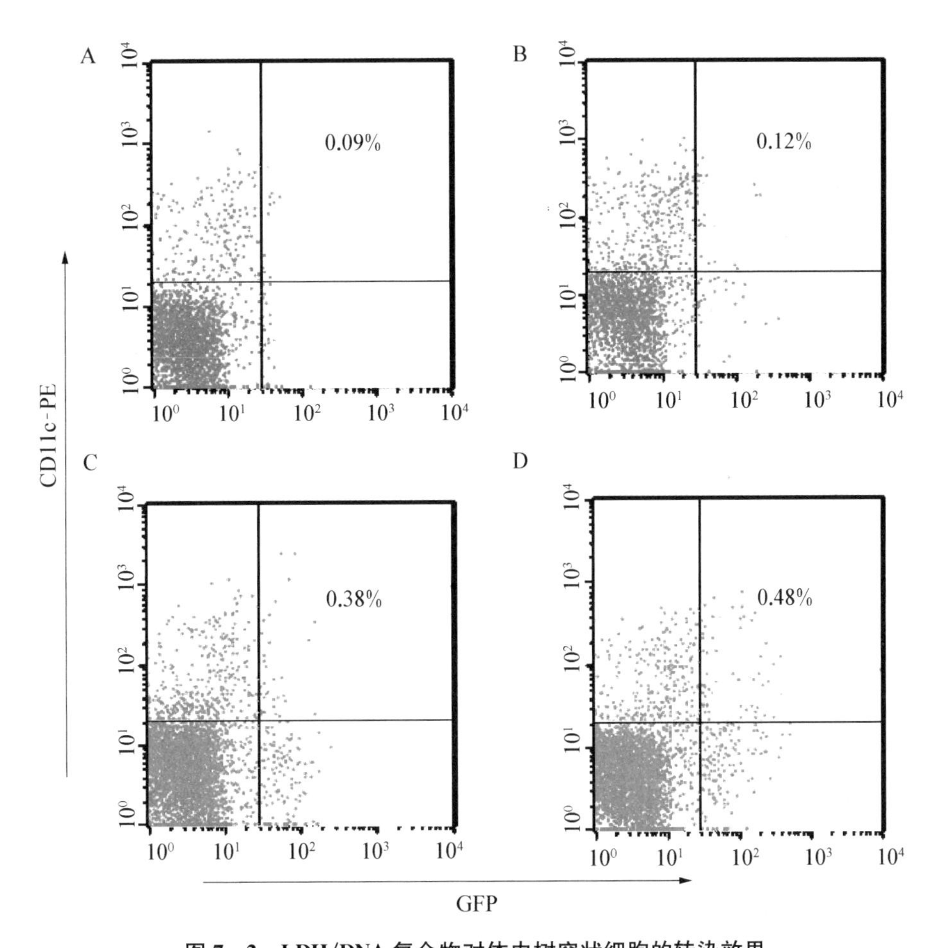

图7-2 LDH/DNA复合物对体内树突状细胞的转染效果

A：pcDNA3空白组；B：pcDNA3-OVA免疫组；C：LDH/ pcDNA3-OVA免疫组；D：LDH/ pcDNA3-OVA+CpG免疫组

淋巴结细胞总数是 0.38%，和对照组相比，明显提高($P<0.01$)。本结果提示，纳米粒径为 10 nm 的 LDH 在体内可以明显地协助 DNA 疫苗进入树突状细胞。如前所述，皮肤内存在大量未成熟的树突状细胞——朗格汉斯细胞，但是以往的研究表明单纯注射 DNA 疫苗很难被这些细胞摄取，原因一是 DNA 表面带有负电荷，树突状细胞表面通常也是负电荷，两者很难结合，影响 DC 对 DNA 的摄取，二是单纯 DNA 疫苗很难穿透皮肤屏障，并且容易被组织中的 DNA 酶降解。这符合我们实验结果，单纯注射 DNA 组，DC 摄取 DNA 的效率没有明显提高。LDH 可以提高 DNA 的体内转染效率可能是 LDH/DNA 表面带正电荷，可以更容易和 DC 结合，而且作为纳米材料的 LDH 容易穿透皮肤屏障，并减少了 DNA 酶对 DNA 的降解，更易于被 DC 摄取。这为提高 DNA 疫苗的体内免疫效率奠定了基础。

7.4.3 LDH/DNA 复合物体内诱生的特异性体液免疫应答效果

上述结果显示，LDH/DNA 复合物可以有效被皮内树突状细胞摄取并迁移至腹股沟淋巴结内。在此基础上，我们以皮内注射 100 μg $pcDNA_3$-OVA、相当于 100 μg 质粒 DNA 的 LDH/$pcDNA_3$-OVA 复合物对雌性 BALB/c 小鼠实施基因免疫，为增强相应免疫效果，混合 CpG 作为佐剂。以注射空 $pcDNA_3$质粒作为对照。定期采集血清，通过对免疫小鼠血清中抗 OVA IgG 抗体的检测，以观察 LDH/DNA 复合物体液免疫应答效果。结果显示(图 7-3)，所有 LDH/$pcDNA_3$-OVA 复合物基因免疫小鼠血清出现了高水平的特异性抗 OVA-IgG，而单纯 $pcDNA_3$-OVA 质粒免疫组诱导的抗体水平明显低于 LDH/$pcDNA_3$-OVA 复合物组($P<0.01$)，而加入 CpG 佐剂免疫组可以进一步提高体内抗 OVA IgG 水平。提示 LDH 纳米材料可以明显增进 DNA 疫苗所诱导的特异性体液免疫应答。

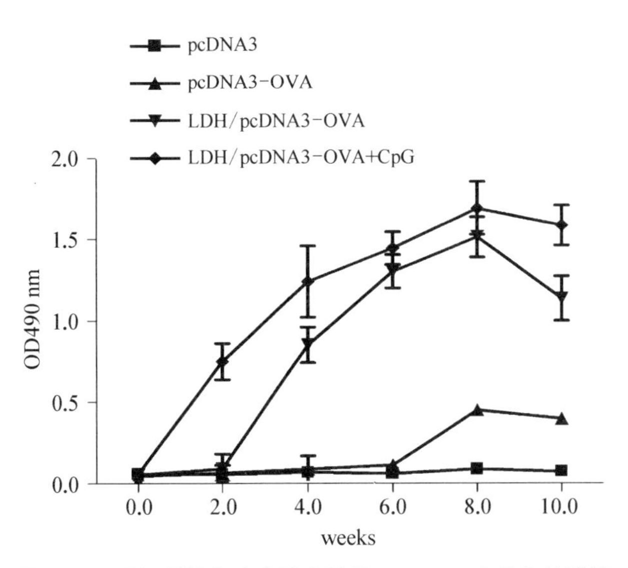

图 7 - 3　重组质粒免疫小鼠血清抗- hCG - IgG 抗体的检测

7.4.4　LDH/DNA 复合物体内诱导抗体亲合力的影响

特异性抗体的亲和力是判断基因疫苗免疫效果的重要指标。硫氰酸钠(NaSCN)是一种阴离子解离剂，能导致已结合的抗原抗体复合物发生解离，而且抗体结合抗原亲合力的高低与 NaSCN 的浓度呈正相关，根据此原理建立的 NaSCN 竞争 ELISA 试验可测定特异性抗体的亲合力，来间接反映抗体的亲合力。亲合力高低以 ED_{50} 值表示，即导致 ELISA 试验 A_{490nm} 值下降 50%所依赖的 NaSCN 浓度(M)。我们采用 NaSCN 竞争 ELISA 试验进一步检测了第 8 周血清抗 OVA - IgG 抗体的亲合力，结果发现(图 7 - 4)：单纯 $pcDNA_3$ - OVA 质粒免疫组诱导的抗 OVA - IgG 抗体的亲合力低于 LDH/ $pcDNA_3$ - OVA 复合物基因和 LDH/ $pcDNA_3$ - OVA 复合物+CpG 组，其中前者的 ED_{50} 值为 1.045 M，而 LDH/ $pcDNA_3$ - OVA 复合物基因和 LDH/ pcDNA3 - OVA 复合物+CpG 组的 ED_{50} 值分别为 2.032 M 和 1.045 M；提示，LDH 可以促进抗 OVA - IgG 抗体亲合力成熟(图 7 - 4)。

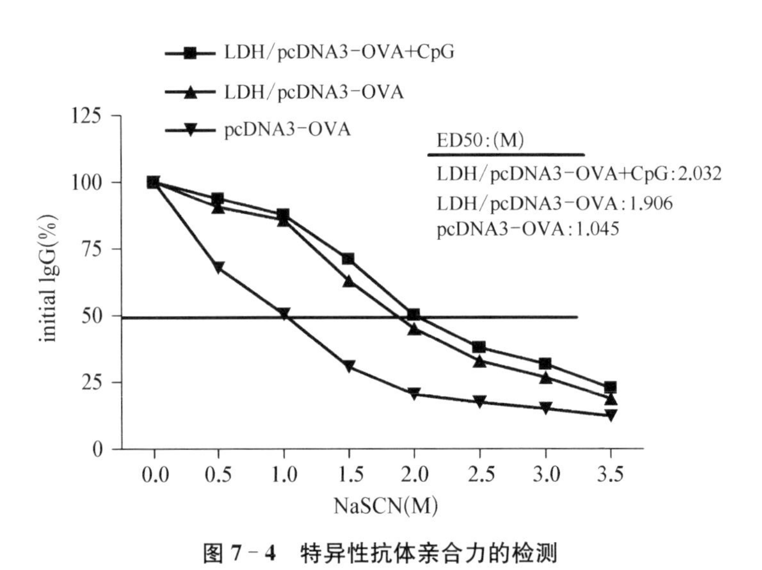

图 7-4　特异性抗体亲合力的检测

7.4.5　LDH/DNA 复合物诱导特异性细胞免疫应答的效果

我们以单纯 $pcDNA_3$-OVA 质粒、LDH/$pcDNA_3$-OVA 复合物基因和 LDH/ $pcDNA_3$-OVA 复合物＋CpG 经皮内基因免疫雌性 BALB/c 小鼠，并以空质粒为对照，通过体外淋巴细胞增殖反应的检测，观察 LDH/DNA 复合物对特异性细胞免疫应答的影响。

以不同浓度的 OVA 刺激效应细胞，检测结果发现(图 7-5)，OVA 抗原可刺激单纯 $pcDNA_3$-OVA 质粒、LDH/ $pcDNA_3$-OVA 复合物和 LDH/ $pcDNA_3$-OVA 复合物＋CpG 免疫小鼠脾细胞产生较强的淋巴细胞增殖反应，其增殖活性与 OVA 抗原剂量呈良好的线性关系，但是 LDH/$pcDNA_3$-OVA 复合物和 LDH/ $pcDNA_3$-OVA 复合物＋CpG 组诱导的 *SI* 显著高于单纯 $pcDNA_3$-OVA 质粒组($P<0.05$)。结果提示 LDH/ $pcDNA_3$-OVA 复合物经皮内免疫小鼠可诱生 OVA 特异性的淋巴细胞增殖反应，与单纯 $pcDNA_3$-OVA 相比则明显增强，表明 LDH 纳米材料可增强 OVA 基因疫苗诱生的特异性细胞免疫应答。

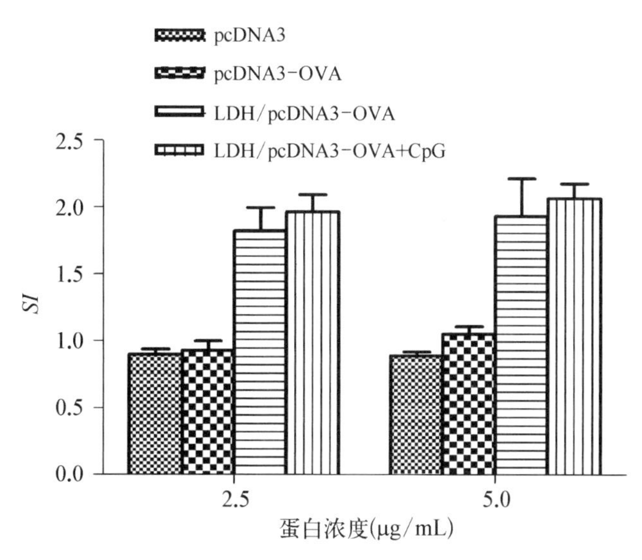

图 7-5　LDH/ pcDNA3-OVA 复合物基因免疫 BALB/c 小鼠诱生 hECD 特异性增殖反应的检测

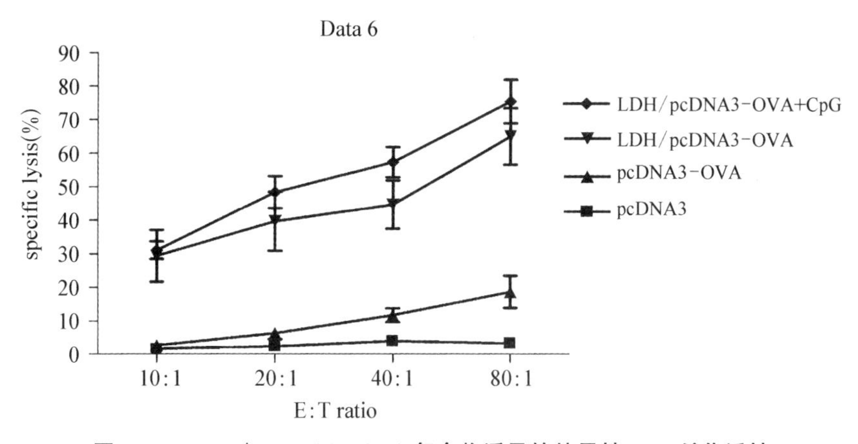

图 7-6　LDH/ pcDNA3-OVA 复合物诱导的特异性 CTL 杀伤活性

在活化的 T 细胞数量增多的同时，为了进一步观察这些活化的 T 细胞在功能上是否也得到增强，我们做了体外杀伤实验，以检验 OVA 特异的 CTL 的杀伤活性。与前述实验结果相一致的是(图 7-6)，LDH/ $pcDNA_3$- OVA 复合物基因和 LDH/$pcDNA_3$- OVA 复合物+

CpG免疫组所诱导的CTL其杀伤活性在效靶比为80∶1时,平均可分别达到82%和69%,远高于单纯$pcDNA_3$-OVA质粒免疫组(效靶比为80∶1时,平均为38%)。提示,LDH纳米材料在使OVA特异性T细胞增殖的同时,也增强了CD8+ CTL的对靶细胞的杀伤活性。

7.4.6 LDH/DNA复合物可诱导的体内明显保护效应

为了观察LDH纳米材料能否进一步增强$pcDNA_3$-OVA所诱导的体内保护效应,我们用制备好的LDH/DNA复合物免疫小鼠。末次免疫一周后,用小鼠黑色素瘤细胞株B16-OVA对其进行攻击。结果显示,LDH/pcDNA3-OVA复合物+CpG组能有效抑制肿瘤细胞的体内生长。其中有5只小鼠($n=6$)始终未见有肿瘤出现并可长期存活,抑瘤率达83%。LDH/$pcDNA_3$-OVA复合物免疫组有4只($n=6$)始终未见肿瘤出现,抑瘤率可以达到66%。LDH/pcDNA3-OVA复合物+CpG组平均生存时间为125天,LDH/$pcDNA_3$-OVA复合物免疫组平均生存时间为118天。

而单纯$pcDNA_3$-OVA免疫组(每组6只)中全部小鼠相继有肿瘤出现,虽然肿瘤的生长速度以及开始成瘤的时间要稍慢于或晚于$pcDNA_3$空质粒免疫组。单纯$pcDNA_3$-OVA免疫组的平均生存时间为33天,和对照$pcDNA_3$空质粒免疫组相比,但两者之间并无统计学差异(图7-7和图7-8,$P>0.05$)。为了进一步观察LDH/$pcDNA_3$-OVA复合物能否诱导小鼠产生长期的免疫效应,在首次肿瘤攻击后60天,用B16-OVA对存活小鼠进行再次攻击。结果表明,经LDH/$pcDNA_3$-OVA复合物免疫小鼠能完全抵抗黑色素瘤细胞的再次攻击,可使小鼠长期存活,显示了LDH/$pcDNA_3$-OVA复合物可诱导体内记忆效应,具有良好的长期免疫保护效应。

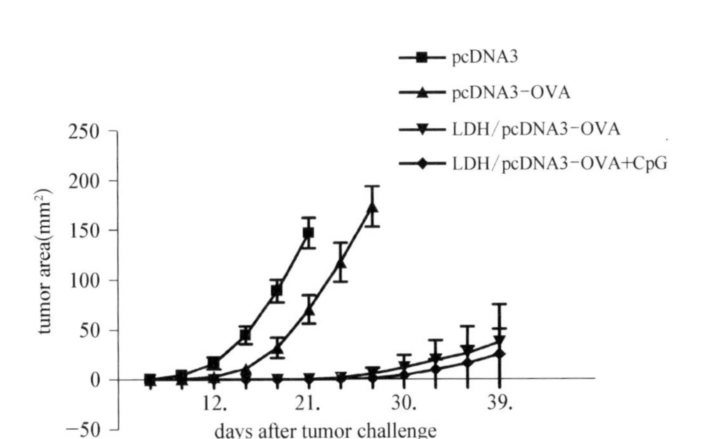

图 7-7 LDH/pcDNA$_3$-OVA 复合物诱导的体内保护效应

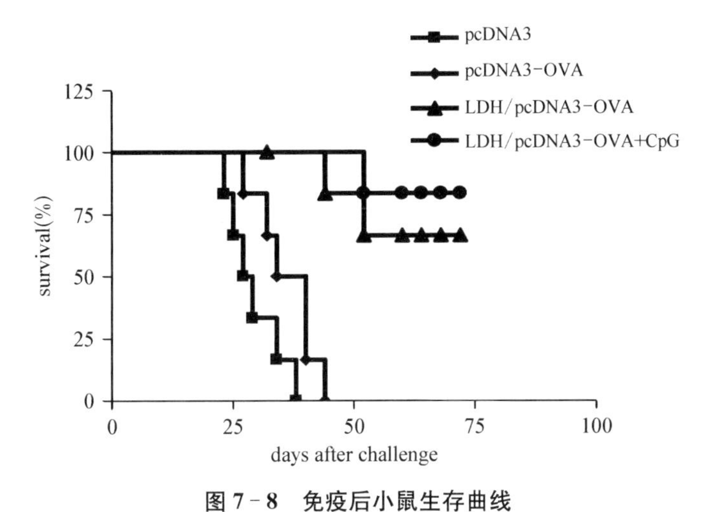

图 7-8 免疫后小鼠生存曲线

7.4.7 LDH/DNA 复合物可诱导免疫治疗效应

为了进一步观察 LDH 纳米材料能否增强 pcDNA$_3$-OVA 的治疗效应，我们先用 5×10^4 B16-OVA 接种 C57BL/6 小鼠。6 d 后，分别用 pcDNA$_3$空质粒、单纯 pcDNA$_3$-OVA、LDH/pcDNA$_3$-OVA 复合物、LDH/pcDNA$_3$-OVA 复合物＋CpG 治疗荷瘤小鼠。结果显示，与 pcDNA$_3$空质粒相比，单纯 pcDNA$_3$-OVA 免疫组几乎不能延长荷瘤小

鼠的生存时间，减缓肿瘤的生长速度，在治疗效应上两者之间几乎没有任何差别。而 LDH/pcDNA$_3$- OVA 复合物和 LDH/pcDNA$_3$- OVA 复合物+CpG 免疫组却具有一定的治疗效应，虽然不能完全抑制肿瘤的生长，但它能减缓肿瘤的生长，显著延长荷瘤小鼠的生存时间(荷瘤小鼠的平均生存时间分别可达 48 d 和 56 d)，与 pcDNA$_3$ 空质粒和单纯 pcDNA$_3$- OVA 免疫组相比，差别明显，$P<0.05$(图 7-9，图 7-10)。提示，LDH 纳米材料同样可以增强 pcDNA$_3$- OVA 所诱导的治疗效应。

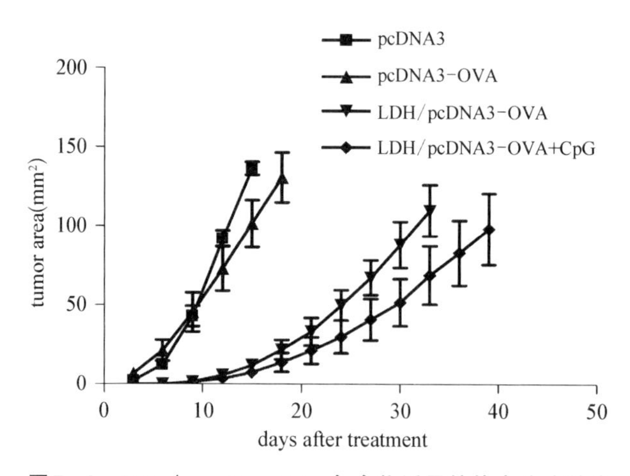

图 7-9　LDH/pcDNA$_3$- OVA 复合物诱导的体内治疗效应

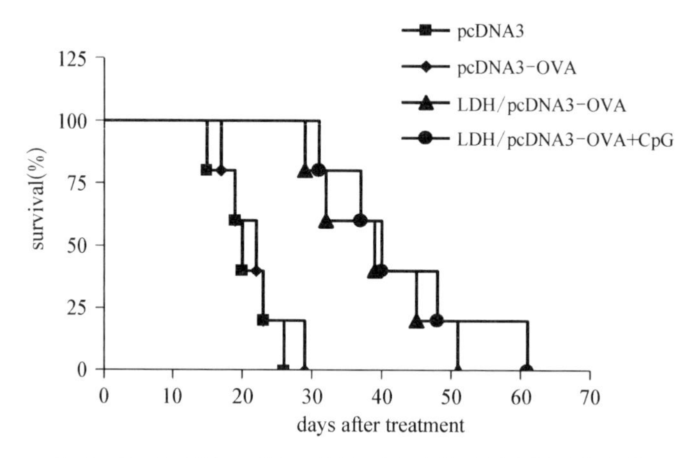

图 7-10　LDH/pcDNA$_3$- OVA 复合物治疗后小鼠生存曲线

同时我们还发现在用疫苗治疗的同时给予佐剂 CpG 可以更进一步提高 LDH/pcDNA$_3$ - OVA 复合物的治疗效应。

7.4.8　LDH 纳米材料可使机体免疫应答朝着 Th1 方向发展

Th 细胞可分为 Th1 和 Th2 两个亚群。Th1 促进细胞免疫应答，而 Th2 更有利于诱导体液免疫应答。[151,152] Th1 细胞大都分泌 IFN - γ、TNF - α、TNF - β 等，而 Th2 则以分泌 IL - 4、IL - 5、IL - 10 等为主。[153-155] 因此通过检测细胞因子的表达谱，可初步了解免疫应答是朝着 Th1 还是 Th2 方向发展。为了研究 LDH 纳米材料对免疫格局的影响，我们将 LDH/pcDNA$_3$ - OVA 复合物免疫组小鼠脾细胞在体外用 OVA 抗原蛋白刺激 48 h 后，收集细胞培养上清，ELISA 检测 IFN - γ 和 IL - 4 的表达。如图 7 - 11 和图 7 - 12 所示，和对照组相比，LDH/

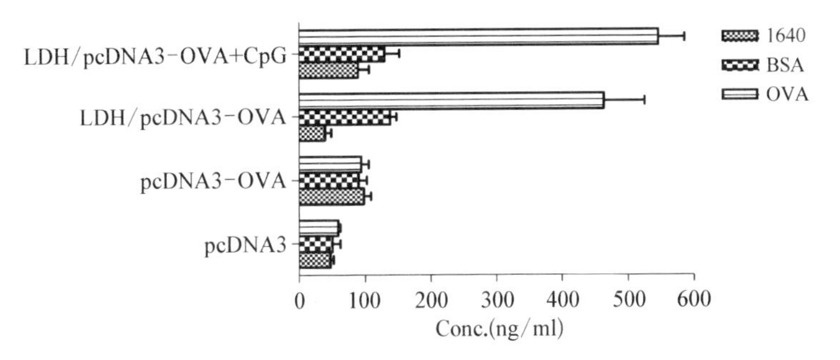

图 7 - 11　LDH/pcDNA3 - OVA 复合物可促进 IFN - γ 的分泌

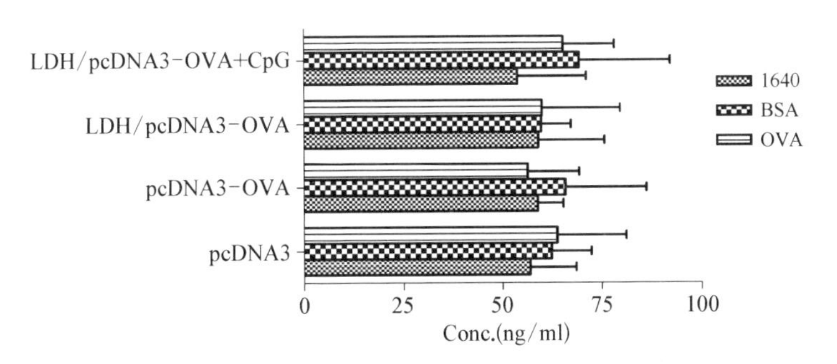

图 7 - 12　LDH/pcDNA3 - OVA 复合物对 IL - 4 分泌的影响

$pcDNA_3$-OVA 复合物免疫组小鼠脾细胞在体外收到 OVA 刺激后能明显促进 IFN-γ 的分泌，分泌量达到 ng/mL。而 IL-4 的分泌量与对照组相比没有明显的差别。提示，LDH 纳米材料更能促进机体分泌 Th1 型细胞因子，使免疫反应朝着 Th1 方向偏移。

7.5 本章小结

本章以镁铝比例在 1∶1，粒径为 10 nm 左右的 LDH 为 DNA 疫苗的载体，制备 LDH/$pcDNA_3$-OVA 复合物，并以此免疫小鼠，观察其体内的免疫效果。根据实验结果，我们发现：

(1) LDH/DNA 复合物可以提高 DNA 疫苗的体内转染效应，可以更多地进入皮肤内的树突状细胞。

(2) LDH/$pcDNA_3$-OVA 复合物和单纯用 $pcDNA_3$-OVA 相比，可以增强体内的体液免疫，体内 OVA 特异的抗体明显上升，维持时间更长。

(3) LDH/$pcDNA_3$-OVA 复合物可以增强体内 OVA 特异的细胞免疫应答，增强 OVA 特异的 CTL 的杀伤功能。

(4) LDH/$pcDNA_3$-OVA 复合物在小鼠黑色素瘤模型中可以有效地抵抗小鼠黑色素瘤的攻击，延长荷瘤小鼠的生存时间。

(5) 在模拟临床环境下，LDH/$pcDNA_3$-OVA 复合物可以部分地治疗和抑制已荷瘤小鼠的黑色素瘤的生长。

(6) LDH/$pcDNA_3$-OVA 复合物可以使免疫反应朝着 Th1 方向发展。

综上，我们为以 LDH 为载体的 DNA 疫苗应用为临床提供新的思路，并奠定实验基础。

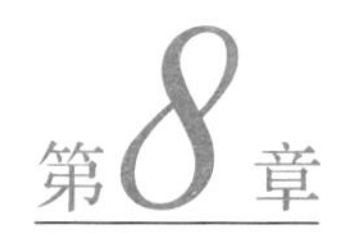

总结与展望

8.1 全书总结

以树突状细胞为靶向的疫苗设计是近期研究的热点，生物材料为疫苗载体为解决体内针对树突状细胞的疫苗设计策略，提供了一个很好的潜在方法。可降解的有机多聚物如聚乳酸、聚乙酯、多聚赖氨酸等生物材料等在疫苗的开发上取得一定的成效，显示了良好的应用前景。层状双氢氧化物(Layered double hydroxide, 简称 LDH)纳米材料，由于其独特的片层状结构，在开发纳米复合体系方面表现出了很多优异的性质。其可调节的层间结构可以使得一些不同尺寸大小的蛋白分子、脱氧核糖核酸、病毒、多肽等分子插入层间形成纳米复合载药体系。插入层间的生物分子可以被 LDH 保护，以抵御外界物理、化学和生化环境变化所造成的损伤。而插入层间的客体分子又可以通过化学变化，如改变不同电解质发生的离子交换反应，或者改变溶液的 pH 值等方法，使得客体分子释放出来。另外，LDH 纳米材料易于穿越毛细血管和毛细淋巴管，易于被体内细胞摄取，因此将 LDH 纳米材料作为疫苗载体，理论上优势明显，具有进一步研究的价值。

本书紧密围绕LDH作为疫苗载体这一主轴，从实际应用评价和相关的分子机制全方位展开研究。我们首先分别用化学沉淀法和水热法，合成不同镁铝比例和不同纳米粒径的LDH，并对这些不同镁铝比例和不同纳米粒径LDH的物理和化学特性进行表征，在此基础上深入研究这些LDH对树突状细胞(DC)的功能影响和相关的分子机制。通过上述研究，我们选取最能促进树突状细胞成熟的最适纳米粒径和镁铝比例的LDH作为DNA疫苗的载体，合成LDH/DNA疫苗复合物，以小鼠黑色素瘤为动物模型，通过体内外一系列相关实验，评价此复合DNA疫苗的免疫效果。为新型疫苗载体的开发提供理论依据和前期探索。

本书主要研究内容和结论如下：

(1) 通过化学共沉淀法合成了纳米粒径在60 nm左右的不同比例(Mg/Al=1∶1、2∶1、3∶1，分别记为R1、R2和R3)的LDH纳米材料，通过和小鼠的原代树突状细胞共育，我们发现，小鼠原代细胞吞噬不同镁铝比例的LDH效率相同，共育2 h后的吞噬率为62%左右。但是只有R1对树突状细胞有明显的促成熟效应，能上调共刺激分子的表达和促进细胞因子IL-12和TNF-α的分泌。此外，R1还可以促进树突状细胞的趋化效应。在探讨机制时我们发现，R1可以上调核转录因子NF-κB的表达，抑制NF-κB的活性可以减少R1对树突状细胞的促成熟效应。

(2) 通过水热法合成纳米粒径分别为20 nm左右、60 nm左右和100 nm左右的R1(Mg/Al=1∶1)。在小鼠原代树突状细胞的吞噬试验中我们发现，粒径越小吞噬效率越高。在对树突状细胞功能影响方面，20 nm左右的R1对树突状细胞促成熟效应比60 nm左右和100 nm左右的R1强，反映在上调共刺激分子的表达和促细胞因子IL-12和TNF-α的分泌上均是20 nm左右的R1比60 nm左右和100 nm左右的R1高。此外，粒径小的R1对促进树突状细胞的趋化效应方面也更为明显。同时，20 nm 左右的 R1 对核转录因子 NF - κB 的上调表达也更为明显。

(3) LDH/DNA 纳米复合物的制备和表征实验表明，LDH 对 DNA 的载量较高，所形成的 LDH/DNA 纳米复合物其表面电位仍然为正电荷，易于与细胞接触。酶保护实验显示，LDH 对质粒 DNA 有很好的保护效应，可以免受 DNA 酶的降解。体外转染实验显示，LDH/DNA 复合物对小鼠树突状细胞仍有很好的转染效率。

(4) 以小鼠黑色素瘤为模型的体内免疫实验显示，LDH/DNA 纳米复合物免疫组比单纯的 DNA 疫苗免疫组更能诱导出特异性体液和细胞免疫应答，LDH 可以使免疫反应朝着 Th1 方向发展。LDH/DNA 纳米复合物较之单纯 DNA 疫苗更能保护小鼠免受黑色素瘤细胞的攻击，并能有效治疗荷瘤小鼠，抑制肿瘤的生长，延长荷瘤小鼠的生存时间。

8.2 课题的创新点和意义

1. 本课题首次用化学沉淀法合成不同镁铝比例的 LDH，在镁铝比例在 1∶1 的情况下用水热法合成不同纳米粒径的 LDH，并对上述不同镁铝比例和不同纳米粒径的 LDH 进行表征。

2. 本课题首次探讨了不同镁/铝比例的 LDH 和不同纳米粒径的 LDH 对小鼠树突状细胞生物学功能的影响。并且从对树突状细胞表面共刺激分子和细胞因子的表达以及对树突状细胞趋化效应的影响等进行全方位检测，最后更深入探讨了 LDH 纳米材料影响树突状细胞功能的分子机制。

3. 以 LDH 作为 DNA 疫苗的载体从以下几个方面综合研究了其体内免疫效果：对特异性细胞免疫的影响，对特异性体液免疫的影响以及体内对相应黑色素瘤攻击的保护效应和荷瘤小鼠的治疗效应。

8.3 未来工作展望

尝试和进一步完善对 LDH 的表面修饰工作，使得修饰过后的 LDH 能够克服更多的缺点，更好地满足今后用于 DNA 疫苗载体的需要。从更深层次研究 LDH 对树突状细胞功能影响的分子机制，探询 LDH 与树突状细胞胞内所结合的受体。为后续的 LDH 进一步改性和修饰来增强 LDH 对树突状细胞的刺激效应做出铺垫。拓宽和寻找在 LDH 在疫苗载体中的应用，可以尝试把 LDH 和其他优异的纳米材料相结合，发挥其各自的特点来增强疫苗的功能。

参考文献

[1] Banchereau J, Palucka A K. Dendritic cells as therapeutic vaccines against cancer [J]. Nat Rev. Immunol. 2005, 5: 296 - 306.

[2] Nestle F O, et al. Dendritic cells: on the move from bench to bedside [J]. Nat. Med., 2001, 7: 761 - 765.

[3] Banchereau J, Steinman R M. Dendritic cells and the control of immunity [J]. Nature, 1998, 392: 245 - 252.

[4] O'Hagan D T, Valiante N M. Recent advances in the discovery and delivery of vaccine adjuvants [J]. Nat. Rev. Drug Discov, 2003, 2: 727 - 735.

[5] Gatza E, Okada C Y. Tumor cell lysate-pulsed dendritic cells are more effective than TCR Id protein vaccines for active immunotherapy of T cell lymphoma [J]. J. Immunol, 2002, 169: 5227 - 5235.

[6] Timmerman J M, et al. Idiotype-pulsed dendritic cell vaccination for B-cell lymphoma: clinical and immune responses in 35 patients [J]. Blood, 2002, 99: 1517 - 1526.

[7] Wang R F, Wang H Y. Enhancement of antitumor immunity by prolonging antigen presentation on dendritic cells [J]. Nat. Biotechnol., 2002, 20: 149 - 154.

[8] Mahnke K, et al. Targeting of antigens to activated dendritic cells in vivo

cures metastatic melanoma in mice [J]. Cancer Res. , 2005,65: 7007 - 7012.
[9] Hauser H, et al. Secretory heat-shock protein as a dendritic cell-targeting molecule: a new strategy to enhance the potency of genetic vaccines [J]. Gene Ther, 2004,11: 924 - 932.
[10] Davi, N L, et al. Alphavirus replicon particles as candidate HIV vaccines [J]. IUBMB Life, 2002, 53: 209 - 211.
[11] Bonifaz L C, et al. In vivo targeting of antigens to maturing dendritic cells via the DEC-205 receptor improves T cell vaccination [J]. J. Exp. Med. , 2004,199: 815 - 824.
[12] Peppas N A, Langer R. New challenges in biomaterials [J]. Science, 1994, 263: 1715 - 1720.
[13] Hu W J, et al. Molecular basis of biomaterial-mediated foreign body reactions [J]. Blood, 2001, 98: 1231 - 1238.
[14] Lanzavecchia A. Mechanisms of antigen uptake for presentation [J]. Curr. Opin. Immunol. , 1996, 8: 348 - 35414.
[15] Discher D E, Eisenberg A. Polymer vesicles [J]. Science, 2002, 297: 967 - 973.
[16] Preis I, Langer R S. A single-step immunization by sustained antigen release [J]. J. Immunol. Methods, 1979, 28: 193 - 197.
[17] Langer R, Folkman J. Polymers for the sustained release of proteins and other macromolecules [J]. Nature, 1976, 263: 797 - 800.
[18] Walter E, et al. Hydrophilic poly(DL-lactide-co-glycolide) microspheres for the delivery of DNA to human-derived macrophages and dendritic cells [J]. J. Control. Release, 2001, 76: 149 - 168.
[19] Elamanchili P, et al. Characterization of poly(D, L-lactic-co-glycolic acid) based nanoparticulate system for enhanced delivery of antigens to dendritic cells [J]. Vaccine, 2004, 22: 2406 - 2412.
[20] Copland M J, et al. Liposomal delivery of antigen to human dendritic cells

[J]. Vaccine, 2003, 21: 883 - 890.

[21] Lutsiak M E, et al. Analysis of poly(D,L-lactic-co-glycolic acid) nanosphere uptake by human dendritic cells and macrophages in vitro [J]. Pharm. Res., 2002, 19: 1480 - 1487.

[22] Thiele L, et al. Phagocytosis and phagosomal fate of surface-modified microparticles in dendritic cells and macrophages [J]. Pharm. Res., 2003, 20: 221 - 228.

[23] Wang D, et al. Encapsulation of plasmid DNA in biodegradable poly(D, L-lactic-co-glycolic acid) microspheres as a novel approach for immunogene delivery [J]. J. Control. Release, 1999, 57: 9 - 18.

[24] Newman K D, et al. Ovalbumin peptide encapsulated in poly(D,L lactic-co-glycolic acid) microspheres is capable of inducing a T helper type 1 immune response [J]. J. Control. Release, 1998, 54: 49 - 59.

[25] Newman K D, et al. Uptake of poly (D, L-lactic-co-glycolic acid) microspheres by antigen-presenting cells in vivo [J]. J. Biomed. Mater. Res., 2002, 60: 480 - 486.

[26] Pai Kasturi S, et al. Prophylactic anti-tumor effects in a B cell lymphoma model with DNA vaccines delivered on polyethylenimine (PEI) functionalized PLGA microparticles [J]. J. Control. Release, 2006, 113: 261 - 270.

[27] Avrameas A, et al. Expression of a mannose/fucose membrane lectin on human dendritic cells [J]. Eur. J. Immunol., 1996, 26: 394 - 400.

[28] Murthy N, et al. Bioinspired pH-responsive polymers for the intracellular delivery of biomolecular drugs [J]. Bioconjug. Chem., 2003,14: 412 - 419.

[29] Avrameas A, et al. Expression of a mannose/fucose membrane lectin on human dendritic cells [J]. Eur. J. Immunol., 1996, 26: 394 - 400.

[30] Murthy N, et al. Bioinspired pH-responsive polymers for the intracellular delivery of biomolecular drugs [J]. Bioconjug. Chem., 2003, 14: 412 - 419.

[31] Kwon Y J, et al. In vivo targeting of dendritic cells for activation of cellular

immunity using vaccine carriers based on pH-responsive microparticles [J]. Proc. Natl. Acad Sci USA 2005, 102: 18264 - 18268.

[32] Singh M, O'Hagan D. Advances in vaccine adjuvants [J]. Nat. Biotechnol., 1999, 17: 1075 - 1081.

[33] Gupta R K, Siber G R. Adjuvants for human vaccines - current status, problems and future prospects [J]. Vaccine, 1995, 13: 1263 - 1276.

[34] Gupta R K. Aluminum compounds as vaccine adjuvants [J]. Adv. Drug Deliv. Rev., 1998, 32: 155 - 172.

[35] Persing D H, et al. Taking toll: lipid A mimetics as adjuvants and immunomodulators [J]. Trends Microbiol., 2002, 10: S32 - S37.

[36] Hunter R L. Overview of vaccine adjuvants: present and future [J]. Vaccine, 2002, 20: S7 - S12.

[37] Todd C W, et al. Development of adjuvant-active nonionic block copolymers [J]. Adv. Drug Deliv. Rev., 1998, 32: 199 - 223.

[38] Little S R, et al. Poly-b amino ester-containing microparticles enhance the activity of nonviral genetic vaccines [J]. Proc. Natl. Acad. Sci. USA, 2004, 101: 9534 - 9539.

[39] Jiang W, et al. Biodegradable poly(lactic-co-glycolic acid) microparticles for injectable delivery of vaccine antigens [J]. Adv. Drug Deliv. Rev., 2005, 57: 391 - 410.

[40] Bennewitz N L, Babensee J E. The effect of the physical form of poly(lactic-co-glycolic acid) carriers on the humoral immune response to co-delivered antigen [J]. Biomaterials, 2005, 26: 2991 - 2999.

[41] Yoshida M, Babensee J E. Poly(lactic-co-glycolic acid) enhances maturation of human monocyte-derived dendritic cells [J]. J. Biomed. Mater. Res., 2004, 71: 45 - 54.

[42] Matsumoto M, et al. Establishment of a monoclonal antibody against human Toll-like receptor 3 that blocks double-stranded RNA-mediated signaling

[J]. Biochem. Biophys. Res. Commun, 2002, 293: 1364 - 1369.

[43] Heil F, et al. Species-specific recognition of single-stranded RNA via toll-like receptor 7 and 8 [J]. Science, 2004, 303: 1526 - 1529.

[44] Barrick J E, Roberts R W. Sequence analysis of an artificial family of RNA-binding peptides [J]. Protein Sci., 2002, 11: 2688 - 2696.

[45] Wright J R. Immunoregulatory functions of surfactant proteins [J]. Nat. Rev. Immunol., 2005, 5: 58 - 68.

[46] Seong S Y, Matzinger P. Hydrophobicity: an ancient damage-associated molecular pattern that initiates innate immune responses [J]. Nat. Rev. Immunol., 2004, 4: 469 - 478.

[47] Hunter R, et al. The adjuvant activity of nonionic block polymer surfactants. I. The role of hydrophile - lipophile balance [J]. J. Immunol., 1981, 127: 1244 - 1250.

[48] van Broekhoven C L, et al. Targeting dendritic cells with antigen-containing liposomes: a highly effective procedure for induction of antitumor immunity and for tumor immunotherapy [J]. Cancer Res., 2004, 64: 4357 - 4365.

[49] Roth A, et al. Synthesis of thiol-reactive lipopeptide adjuvants. Incorporation into liposomes and study of their mitogenic effect on mouse splenocytes [J]. Bioconjug. Chem., 2004, 15: 541 - 553.

[50] Espuelas S, et al. Effect of synthetic lipopeptides formulated in liposomes on the maturation of human dendritic cells [J]. Mol. Immunol., 2005, 42: 721 - 729.

[51] Roberts M J, et al. Chemistry for peptide and protein PEGylation [J]. Adv. Drug Deliv. Rev., 2002, 54: 459 - 476.

[52] Lee H, Park T G. Preparation and characterization of mono-PEGylated epidermal growth factor: evaluation of in vitro biologic activity [J]. Pharm. Res., 2002, 19: 845 - 851.

[53] Lee H, et al. N-terminal site-specific mono-PEGylation of epidermal growth

factor. Pharm. Res., 2003, 20: 818 - 825.

[54] Randolph G J, et al. Dendritic-cell trafficking to lymph nodes through lymphatic vessels [J]. Nature Rev. Immunol., 2005, 5: 617 - 628.

[55] Pack D W. Timing is everything [J]. Nat. Mater., 2004,3: 133 - 134.

[56] Probst H C, et al. Inducible transgenic mice reveal resting dendritic cells as potent inducers of $CD8^+$ T cell tolerance [J]. Immunity., 2003, 18(5): 713 - 720.

[57] Wilson N S, Villadangos J A. Lymphoid organ dendritic cells: beyond the Langerhans cells paradigm [J]. Immunol. Cell Biol., 2004, 82: 91 - 98.

[58] Wilson N S, et al. Dendritic cells constitutively present self antigens in their immature state in vivo and regulate antigen presentation by controlling the rates of MHC class II synthesis and endocytosis [J]. Blood, 2004, 103: 2187 -2195.

[59] Wilson N S, et al. Most lymphoid organ dendritic cell types are phenotypically and functionally immature [J]. Blood, 2003,102: 2187 - 2194.

[60] Sixt M, et al. The conduit system transports soluble antigens from the afferent lymph to resident dendritic cells in the T cell area of the lymph node [J]. Immunity, 2005, 22: 19 - 29.

[61] Swartz M A. The physiology of the lymphatic system [J]. Adv. Drug Deliv. Rev., 2001, 50: 3 - 20.

[62] Reddy S T, et al. A sensitive in vivo model for quantifying interstitial convective transport of injected macromolecules and nanoparticles [J]. J. Appl. Physiol., 2006, 101: 1162 - 1169.

[63] Oussoren C, Storm G. Liposomes to target the lymphatics by subcutaneous administration [J]. Adv. Drug Deliv. Rev., 2001, 50: 143 - 156.

[64] Nishioka Y, Yoshino H. Lymphatic targeting with nanoparticulate system [J]. Adv. Drug Deliv. Rev., 2001, 47: 55 - 64.

[65] Oussoren C, et al. Lymphatic uptake and biodistribution of liposomes after

subcutaneous injection: 111. Influence of liposomal size, lipid composition and lipid dose. Biochim. Biophys. Acta Biomembranes. 1997, 1328: 261 - 272.

[66] Rehor A, et al. Oxidation-sensitive polymeric nanoparticles [J]. Langmuir, 2005, 21: 411 - 417.

[67] Reddy S T, et al. In vivo targeting of dendritic cells in lymph nodes with poly(propylene sulfide) nanoparticles [J]. J. Control. Release, 2006, 112: 26 - 34.

[68] Yang R, Yang X, Zhang Z, et al. Single-walled carbon nanotubes-mediated in vivo and in vitro delivery of siRNA into antigen-presenting cells [J]. Gene. Ther., 2006,13(24): 1714 - 1723.

[69] Bianco A, Kostarelos K, Partidos CD, et al. Biomedical application of functionalised carbon nanotubes [J]. Chem. Commun., 2005,7(5): 571 - 577.

[70] Singh S K. Bisen PS1 Adjuvanticity of stealth liposomes on the immunogenicity of synthetic gp41 epitope of HIV - 1 [J]. Vaccine, 2006, 24 (19): 4161 - 4166.

[71] Mishra D, Dubey V, Asthana A, et al. Elastic liposomes mediated transcutaneous immunization against hepatitis B1 [J]. Vaccine, 2006, 24 (22): 4847 - 4855.

[72] Baras B, Benoit M A, Poulain-Godefroy O, et al. Vaccine properties of antigens entrapped in microparticles produced by spray-drying technique and using various polyester polymers [J]. Vaccine, 2000, 18(15): 1495 - 1505.

[73] Shi L, Caulfield M J, Chern R T, et al. Pharmaceutical and immunological evaluation of a single-shot hepatitis B vaccine formulated with PLGA microspheres [J]. J. Pharm. Sci., 2002, 91(4): 1019 - 1035.

[74] 吴晓蓉,贾文祥,刘莉,等. PELA 微球乙型肝炎疫苗的免疫原性研究[J]. 生命科学研究,2000,4(2): 167 - 172.

[75] Vajdy M, O'Hagan D T. Microparticles for intranasal Immunization [J]. Adv. Drug. Deliv. Rev., 2001, 51(1-3): 127-141.

[76] Baras B, Benoit M A, Dupre L, et al. Single-dose mucosal immunization with biodegradable microparticles containing a Schistosoma mansoni antigen [J]. Infect. Immun., 1999, 67(5): 2643-2648.

[77] Audran R, Peter K, Dannull J, et al. Encapsulation of peptides in biodegradable microspheres prolongs their MHC class-I presentation by dendritic cells and macrophages in vitro [J]. Vaccine, 2003, 21(11-12): 1250-1255.

[78] O'Hagan D T, Ugozzoli M, Barackman J, et al. Microparticles in MF59, a potent adjuvant combination for a recombinant protein vaccine against HIV-1 [J]. Vaccine, 2000, 18(17): 1793-1801.

[79] Wang D, Robinson D R, Kwon G S, et al. Encapsulation of plasmid DNA in biodegradable poly (D, L-lactic-co-glycolicacid) microspheres as a novel approach for immunogene delivery [J]. J. Control. Release, 1999, 57 (1): 9.

[80] Coppi G, Iannuccelli V, Leo E, et al. Protein immobilization in crosslinked alginate microparticles [J]. J. Microencapsul., 2002, 19(1): 37.

[81] Aggarwal N, HogenEsch H, Guo P, et al. Biodegradable alginate microspheres as a delivery system for naked DNA [J]. Can. J. Vet. Res., 1999,63 (2): 148.

[82] Mittal S K, Aggarwal N, Sailaja G, et al. Immunization with DNA, adenovirus or both in biodegradable alginate microspheres: effect of route of inoculation on immune response [J]. Vaccine, 2000,19 (22-3): 253.

[83] McNeela E A, O'Connor D, Jabbal-Gill I, et al. A mucosal vaccine against diphtheria: formulation of cross reacting material [CRM(197)] of diphtheria toxin with chitosan enhances local and systemic antibody and Th2 responses following nasal delivery [J]. Vaccine, 2000, 19(9-10): 1188-1198.

[84] Illum L, Jabbal-Gill I, Hinchcliffe M, et al. Chitosan as a novel nasal delivery system for vaccines [J]. Adv. Drug. Deliv. Rev. ,2001, 51(1-3): 81-96.

[85] Kumar M, Behera A K, Lockey R F, et al. Intranasal gene transfer by chitosan-DNA nanospheres protects BALB/c mice against acute respiratory syncytial virus infection [J]. HumGene. Ther. , 2002, 13(12): 1415-1425.

[86] Soane R J, Hinchcliffe M, Davis S S, et al. Clearance characteristics of chitosan based formulations in the sheep nasal cavity [J]. Int. J. Pharm. , 2001, 217(1-2): 183-191.

[87] Van der Lubben I M, Konings F A, Borchard G, et al. In vivo uptake of chitosan microparticles by murine Peyer's patches: visualization studies using confocal laser scanning microscopy and immunohistochemistry [J]. J. Drug. Target, 2001, 9(1): 39-47.

[88] Seida, Y. , Nakano, Y. , Removal of phosphate by layered double hydroxide containing iron [J]. Water. Res. , 2002, 36: 1306-1312.

[89] Kwon, S. J. , Choy, J. H. , A Novel Hybrid of Bi-Based High-Tc Superconductor and Molecular Complex [J], Inorg. Chem. , 2003, 42: 8134-8136.

[90] Pausch I, Lohse H H, Schurmann K, et al. Syntheses of disordered and Al-rich hydrotalcite-like compounds [J]. Clays. and Clay. Minerals, 1986, 34: 507-510.

[91] Depege C, Bigey L, Forano C, et al. Synthesis and characterization of new copper-chromium layered double hydroxides pillared with polyoxovanadates [J]. J. Solid State Chem. ,1996, 126: 314-323.

[92] Gardner E, Huntoon K M, Pinnavaia T J. Direct synthesis of alkoxide-intercalated derivative of hydrotalcite-like layered double hydroxides: Precursors for the formation of colloidal layered double hydroxide suspensions and transparent thin films [J]. Advanced Materials, 2003, 13:

1263－1266.

[93] Kannan S,Velu S,Ramkumar V. Synthesis and physicochemical properties of cobalt aluminium hydrotalcites [J]. J. Mater. Sci. ,1995,30: 1462－1468.

[94] Stanimirova T, Kirov G. Cation composition during recrystallization of layered double hydroxides from mixed (Mg, Al) oxides [J]. Appl. Clay Sci. ,2003,22: 295－301.

[95] Hickey L,Kloprogge J T,Frost R L. The effects of various hydrothermal treatments on magnesium-aluminium hydrotalcites [J]. J. Mater. Sci. , 2000,35: 4347－4353.

[96] Prinetto F,Ghiotti,Graffin P,et al. Synthesis and characterization of sol-gel Mg/Al and Ni/Al layered double hydroxides and comparison with co-precipitated samples [J]. Micropor. Mesopor. Mat. ,2000,39: 229－247.

[97] K Chibwe, W J Jones, Intercalation for organic and inorganic anions into Layered double hydroxides [J]. Chem. Soc. Chem. Commun. , 1989, 14 (14): 926.

[98] E D Dimotakis, T J Pinnavaia. New route to layered double hydroxides intercalated by organic anions: Precursors to polyoxometalate-pillared derivatives [J]. Inorg. Cltem. , 1990,29: 2393－2394.

[99] 段雪,张法智.插层组装与功能材料[M].北京:化学工业出版社,2007.

[100] Tichit D, Lutic D, Coq, B, et al. The aldol condensation of acetaldehyde and heptanal on Hydrotlcite-type catalysts [J]. J. Catal. , 2003, 219(1): 167－175.

[101] Unnikrishnan R, Nafayanan S. Metal containing layered double hydroxides as effect catalyst precursors for the selective conversion of acetone [J]. J. Mol. Catal. A. , 1999, 144: 173－179.

[102] Roelofs J C A, Van Dillen A J, Jong K P. B. Based-catalyzed condensation of citral and acetone at low temperature using modified hydrotalcite catalysts [J]. Catal. Today, 2000, 60: 297－303.

[103] 杜以波，Evans D. G.，孙鹏，等. 阴离子型层柱材料研究进展[J]. 化学通报，2000，63：20－24.

[104] V Ambrogi，G Fardella，G Grandolini. Intercalation compounds of hydrotalcite-like anionic clays with anti-inflammatory agents intercalation and invitro release of ibuprofen [J]. Int. J. Pharm.，2001，220：23－32.

[105] B Li J He，D G Evans，X Duan. Inorganic layered double hydroxides as a drug delivery system-intercalation and in vitro release of fenbufen [J]. Appl. Clay. Sci.，2004，27：199－207.

[106] A I Khan，L Lei，A J Norquist，D. O'Hare，Intercalation and controlled release of pharmaceutically active compounds from a layered double hydroxide [J]. Chem. Commun.，2001：2342－2343.

[107] K M Tyner，S R Schiffman，E P Giannelis. Nanobiohybrids as delivery vehicles for camptothecin [J]. J. Control. Release，2004，95：501－514.

[108] A Fudala，I Pa'linko，I Kiricsi. Preparation and characterization of hybrid organic-inorganic composite materials using the amphoteric property of amino acids：amino acid intercalated layered double hydroxide and montmorillonite [J]. Inorg. Chem.，1999，38：4653－4658.

[109] J H Choy，S Y Kwak，J S Park，et al. Intercalative nanohybrids of nucleoside monophosphates and DNA in layered metal hydroxide [J]. J. Am. Chem. Soc.，1999，121：1399.

[110] J M Oh，M Park，S T Kim，et al. Efficient delivery of anticancer drug MTX through MTX-LDH nanohybrid system. J. Phys. Chem [J]. Solids，2006，67：1024－1027.

[111] M Wei，Q Yuan，D G Evans，et al. Layered solids as a "molecular container" for pharmaceutical agents：L-tyrosine-intercalated layered double hydroxides [J]. J. Mater. Chem.，2005，15：1197－1203.

[112] S L Andreas，A Christoph，B Christian. Clinical application of magnetic drug targeting [J]. J. Surg. Res.，2001，95：200－206.

[113] 孙辉，张慧，D. G. Evans，段雪. 磁性药物——无机纳米复合材料的结构设计与表征[J]. 科学通报，2004，49：1840 - 1844.

[114] J M Oh, T Biswick, J H Choy, et al. Layered nanomaterials for green materials [J]. J. Mater. Chem., 2009, 19: 2553 - 2563.

[115] S Y Kwak, Y J Jeong, J S Park, et al. Bio-LDH nanohybrid for gene therapy [J]. Solid State Ionics, 2002, 151: 229 - 234.

[116] J M Oh, S J Choi, S T Kim, et al. Cellular uptake mechanism of an inorganic nanovehicle and its drug conjugates: enhanced efficacy due To clathrin-mediated endocytosis [J]. Bioconjugate Chem., 2006, 17: 1411 - 1417.

[117] Kwak S Y, Kriven W M, Wallig M A, et al. Inorganic delivery vector for intravenous injection [J]. Biomaterials, 2004, 25: 5995 -6001.

[118] Hofer, C., Teichert, C., Wachter, M., et al. Nanostructure formation on ion-eroded SiGe film surfaces [J]. Superlattices and Microstructures, 2004, 36: 281 - 291.

[119] Choy, J. H., Kim, Y. I., Kim, B. W., et al. Grafting mechanism of electrochromic PAA-WO_3 composite film [J]. J. Solid State Chem., 1999, 142: 368 - 373.

[120] Aisawa S, Takahashi S, Ogasawara W, et al. Direct intercalation of amino acids into layered double hydroxides by coprecipitation [J]. J. Solid State Chem., 2001, 162: 52 - 62.

[121] Zhang H, Qi R, Evans D G, et al. Synthesis and characterization of a novel nano-scale magnetic solid base catalyst involving a layered double hydroxide supported on a ferrite core [J]. J. Solid State Chem., 2004, 177: 772 - 780.

[122] Hibino T, Nishiyama T. Role of TGF - b2 in the human hair cycle [J]. J. Dermatol. Sci., 2004, 35: 9 - 18.

[123] Wong K K W, Colfen H, Whilton N T, et al. Synthesis and

characterization of hydrophobic ferritin proteins [J]. Journal of Inorganic Biochemistry, 1999, 76: 187 - 195.

[124] Nakayama H, Hayashi A, Eguchi T, et al. Adsorption of formaldehyde by polyamine-intercalated α-zirconium phosphate [J]. J. Solid State Sci., 2002, 4: 1067 - 1070.

[125] Men Y, Audran R, Thomasin C, et al. MHC class I- and class II-restricted processing and presentation of microencapsulated antigens [J]. Vaccine, 1999, 17: 1047 - 1056.

[126] Ridge J P, Di Rosa F, Matzinger P. A conditioned dendritic cell can be a temporal bridge between a CD4+ T-helper and a T-killer cell [J]. Nature, 1998, 393: 474 - 478.

[127] Arezoo C, Ellen Y Y, Mindy T. Pro-inflammatory effects of aluminum in human glioblastoma cells [J]. Brain Research, 2002, 933: 60 - 65.

[128] Frey A, Mantis N, Kozlowski P A. Immunization of mice with peptomers covalently coupled to aluminum oxide nanoaprticle [J]. Vaccine, 1999, 17: 3007 -3019.

[129] Seubert A, Monaci E, Pizza M. The adjuvants aluminum hydroxide and MF59 induce monocyte and granulocyte chemoattractants and enhance monocyte differentiation toward dendritic cells [J]. J. Immunol, 2008, 180: 5402 - 5412.

[130] Kool M, Soullie T, van Nimwegen M, et al. Alum adjuvant boosts adaptive immunity by inducing uric acid and activating inflammatory dendritic cells [J]. J. Exp. Med., 2008, 205: 869 - 882.

[131] Ladi E, Schwickert T A, Chtanova T. Thymocyte-dendritic cell interactions near sources of CCR7 ligands in the thymic cortex [J]. J. Immunol., 2008,181: 7014 - 7023.

[132] Perrot I, Blanchard D, Freymond N. Dendritic cells infiltrating human non-small cell lung cancer are blocked at immature stage [J]. J. Immunol.,

2007,178: 2763-2769.

[133] Riol-Blanco L, Sanchez-Sanchez N, Torres A, et al. The chemokine receptor CCR7 activates in dendritic cells two signaling modules that independently regulate chemotaxis and migratory speed [J]. J. Immunol. 2005, 174: 4070-4080.

[134] Nakao S, Ogtata Y, Shimizu E. Tumor necrosis factor alpha (TNF-alpha)-induced prostaglandin E2 release is mediated by the activation of cyclooxygenase-2 (COX-2) transcription via NF-kappaB in human gingival fibroblasts [J]. Mol. Cell. Biochem., 2002, 238(1-2): 11-18.

[135] Huang H, Sakurai F, Higuchi Y. Suppressive effects of sugar-modified cationic liposome/NF-kappaB decoy complexes on adenovirus vector-induced innate immune responses [J]. J. Control. Release, 2009, 133: 139-145.

[136] V Manolova, A Flace, M Bauer, et al. Nanoparticles target distinct dendritic cell populations according to their size [J]. Eur. J. Immunol., 2008, 38: 1404-1413.

[137] H Vallhov, S Gabrielsson, M Strømme, et al. Mesoporous silica particles induce size dependent effects on human dendritic cells [J]. Nano Letter, 2007, 7: 3576-3582.

[138] J McAllister, D Proll. Comparison of DNA vaccine delivery systems: Intramuscular injection versus gene gun administration [J]. 2004.

[139] Ulmer J B, Donnelly J J, Parker S E, et al. Heterologous protection against influenza by injection of DNA encoding a viral protein [J]. Science, 1993, 259 (5102): 1745-1749.

[140] Wang S, Farfan-Arribas D J, Shen S, et al. Relative contributions of codon usage, promoter efficiency and leader sequence to the antigen expression and immunogenicity of HIV-1 Env DNA vaccine [J]. Vaccine, 2006, 24 (21): 4531-4540.

[141] Fynan E F, Webster R G, Fuller D H, et al. DNA vaccines: protective immunizations by parenteral, mucosal, and gene-gun inoculations [J]. Proc. Natl. Acad. Sci., 1993, 90 (24): 11478-11482.

[142] Boutorine A S, Kostina E V. Reversible covalent attachment of cholesterol to oligodeoxy-ribonucleotides for studies of the mechanisms of their penetration into eukaryotic cells [J]. Biochimie, 1993, 75: 35-41.

[143] Barry M E, Pinto-Gonzalez D, Orson F M, et al. Role of endogenous endonucleases and tissue site in transfection and CpG-mediated immune activation after naked DNA injection [J]. Hum. Gene. Ther., 1999, 10: 2461-2480.

[144] Hasan U A, Abai A M, Harper D R, et al. Nucleic acid immunization: concepts and techniques associated with third generation vaccines [J]. J. Immunol. Methods, 1999, 229: 1-22.

[145] Singh M, Briones M, Ott G, et al. Cationic microparticles: a potent delivery system for DNA vaccines [J]. Proc. Natl. Acad. Sci., 2000, 97: 811-816.

[146] Illum L, Jabbal-Gill I, Hinchcliffe M, et al. Chitosan as a novel nasal delivery system for vaccines [J]. Adv. Drug. Deliv. Rev., 2001, 51: 81-96.

[147] Shiver J W, Fu T M, Chen L, et al. Replication-incompetent adenoviral vaccine vector elicits effective anti-immunodeficiency-virus immunity [J]. Nature, 2002, 415: 331.

[148] Felgner J H, Kumar R, Sridhar C N, et al. Enhanced gene delivery and mechanism studies with a novel series of cationic lipid formulations [J]. J. Biol. Chem., 1994, 269: 2550-2561.

[149] Gregoriadis G, McCormack B, Obrenovic M, et al. Vaccine entrapment in liposomes [J]. Methods, 1999, 19: 156-162.

[150] Boletta A, Benigni A, Lutz J, et al. Nonviral gene delivery to the rat

kidney with polyethylenimine [J]. Hum. Gene. Ther., 1997, 8: 1243-1251.

[151] Ivan Roitt, Jonathan brostoff, David Male. Immunology [M]. 6ed. Caniforlia: Harcourt Asia Pte Ltd, 2001: 324-378.

[152] 陈慰峰. 医学免疫学[M]. 北京：人民卫生出版社，2004：107-108.

[153] Wynn TA. Fibrotic disease and the TH1/TH2 paradigm [J]. Nat. Rev. Immunol., 2004, 4(8): 583-594.

[154] Mosmann T R., Coffman R L. TH1 and TH2 cells: different patterns of lymphokine secretion lead to different functional properties [J]. Annu. Rev. Immunol., 1989, 7: 145-173.

[155] Hunt N H, Grau G E. Cytokines: accelerators and brakes in the pathogenesis of cerebral malaria [J]. Trends. Immunol., 2003, 24(9): 491-499.

后 记

三年的博士求学生涯即将结束。三年，一个不短的岁月，三年中有太多的喜悦和痛苦，太多的磨炼和收获，使我成熟和坚强、充实和提高。

三年来，在同济大学生命科学与技术学院大环境的熏陶下，我的专业知识水平、实验技能、英文水平都有了长足的进步。虽然经过自己孜孜不倦的追求，也取得了一些成绩，但与自己的期望还差之千里！

一切的收获，一点点的进步，无处不留下恩师汪世龙教授的耕耘和浇灌！

在此我要感谢我的恩师汪世龙教授，感谢您三年来对我在实验、学习、生活各方面无微不至的关怀；感谢您以严谨的治学态度，活跃的学术思维，忘我的工作精神激励和鞭挞我前进。您那严谨而敏捷的科研思维，孜孜不倦的对科学的执着的追求，将永远作为一面旗帜领我上路，催我奋进！

感谢中国科学院上海应用物理研究所姚思德研究员和孙晓宇副教授在实验过程中给予的各种建议和指点。

感谢我的同事李平教授、孙冬梅副教授和朱融融老师，在学习、科研和生活中都给了我很多的帮助和宝贵的经验；感谢远在美国求学的陈平老师多年来对我的无私帮助，祝愿他在大洋彼岸一切顺利，早日学成回国；感谢薛猛老师在动物实验方面给了我悉心的指导和无私的帮助；感谢学院诸位领导对我在职读书给予的支持和帮助。

感谢同济大学生命科学与技术学院的每一位老师！感谢你们默默作出的贡献，感谢你们在三年中给予的关怀和指导，使我能顺利地解决所面临的种种疑惑和困难，谢谢了！尊敬的老师们，愿在今后的工作中能一如既往地互相帮助，共同进步，为同济大学生命科学与技术学院的美好明天贡献自己的力量。

一个人学业成绩的取得同样离不开一个才思敏捷、朝气蓬勃的集体的支持！感谢三年中朝夕相处的各位师兄、师姐和师弟、师妹，你们在生活上、实验上和科研设计中均给了我莫大的关心和热情的帮助！在此诚挚地向你们表示衷心的感谢！

三年来，实验中总是伴随着成功的喜悦和失败的沮丧，脾气就像夏天的雨、秋天的风，说来就来、说去就去，是我的家人，默默地承受了这一切，给我鼓励和信心。他们在牺牲自己辛勤付出的同时，让我自由自在地学习、生活。此情此景又怎能不让我由衷地道声歉意、说声感激呢？

怀着一颗感恩的心，向所有帮助过我的老师、同学和朋友，真诚地道一声：谢谢！

李　昂